Allô le Samu ?

BRÈVES D'HÔPITAL

JEAN-BAPTISTE FLEURY

« *Je crève*
Parlez-moi !
Parlez-moi !
Si vous trouviez
Les mots dont j'ai besoin
Vous me délivreriez
De ce qui m'étouffe »
Charles Juliet

« *Lorsqu'on a découvert l'imposture dans la-*
quelle vit le Monde, la seule révolte possible est
la dérision »
Albert Cossery

« *Samu, service hospitalier chargé d'assurer les*
premiers soins aux victimes d'accidents et de les
transporter vers un centre hospitalier. »
Dictionnaire Larousse

Avant-Propos

Les expériences que je relate dans cet ouvrage me sont personnellement arrivées entre l'été 2010 et l'été 2015.

Par soucis d'écriture, j'ai transformé cinq ans en un jour.

Par respect des vies privées, j'ai sciemment gardé anonymes, patients, et anciens collègues.

Les commentaires n'engagent que moi, ils ne sont que des expressions d'expériences le plus souvent momentanées.

1

« SAMU ou Service d'Aide Médicale d'Urgence. C'est ce service ambulant qui se rend sur les lieux d'un désastre, d'un accident, d'un domicile où une personne est en train de rendre son dernier souffle, d'un domicile où une personne est en train de donner l'accès au premier souffle. C'est l'ultime recours, parfois l'ultime secours, pour assurer le cours de la vie.

C'est l'ultime recours, parfois l'ultime secours, pour faire découvrir à la vie.

C'est un point d'interaction entre plusieurs centres de soins. C'est un service hospitalier sur roues venant directement aux patients. Voici dans l'imaginaire collectif ce que tout le monde croit, la réalité est un petit peu plus complexe, comme toujours. »

Je sors brusquement d'une rêverie passagère pendant le soliloque du médecin, debout en face de moi.

Dur exercice que de rester concentré, tant sa voix monocorde ne favorise pas la concentration.

Quel somnifère, il aurait pu faire !

« ...Le Samu, fut initialement créé pour assurer des secours d'urgence. Le premier Samu de France date de 1972, le premier Centre 15 de 1979.

Ici, il fut fondé en 1986, sur décret, n° 87-1005 il me semble. C'est un service qui n'a de cesse d'évoluer au fil des années et des mesures législatives adoptées, comme la loi HPST, les financements régionaux et nationaux, un déploiement à travers le pays, l'apparition des SAMU périphériques, le centre d'appel, l'intégration du Centre 15, les médecins généralistes en qualité de « médecins conseils », etc...

Aujourd'hui, il existe 103 centres de régulation en France et l'ensemble ne fonctionne pas de façon homogène. »

Pendant l'exposé -qui se voulait magistral- ma concentration va et vient, soumise au peu d'intérêt de cette leçon d'historico-administrative lourde de chiffres, de décrets, de décisions et d'informations qui me dépassent pour l'instant.

« ...Dans la réalité du SAMU, il existe différents moyens de secours divers et complémentaires. Les ambulances et les équipes étant limitées, elles ne peuvent logiquement pas se rendre sur toutes les interventions. Par ce fait, les pompiers, beaucoup plus nombreux, sont d'une certaine manière, à l'avant-garde des premiers secours prodigués. Ils sont beaucoup mieux répartis et se déploient dans une rigueur militaire, qui nous fait penser que l'ordre, dans ce genre de situation, n'est pas à laisser pour compte. Ils arrivent souvent les premiers sur les lieux et peuvent, rapidement, passer un premier bilan médical, un « bilan d'ambiance ».

L'ambulance du SAMU a-t-elle alors son utilité ?

Si oui, elle part prestement.

Si non, les pompiers resteront seuls. »

Je tentais de rester concentré, surtout de le paraître. Il ne fallait pas que je loupe une miette. Ça pourrait me servir. Surtout aujourd'hui...

« ...Il s'agit de bien dissocier les missions SAMU, des missions pompiers dites missions SDIS. L'une aura une performance médicale. L'autre sera convié à se rendre sur tout lieu public, à effectuer des relevages de personnes ayant chuté, sans plus aucune force pour se relever ou trop lourdes pour le témoin proche; également aller « casser de la serrure » pour vérifier si une personne ne répondant pas aux appels est toujours de ce monde, être l'allié du SAMU.

Le SAMU peut aussi prendre part à ces missions, tout dépendra du bilan fourni par le véhicule d'intervention des pompiers, véhicule nommé VSAV présentant l'indicatif de sa caserne. Dans quasiment tous les cas, les pompiers seront sollicités. Ils sont le plus souvent les premiers sur place.

Cette combinaison SAMU-SP améliore la qualité de la prise en charge des patients. »

J'ai finalement l'impression de mieux comprendre le fonctionnement de ces moyens de secours. Je me rends compte que pendant trop longtemps j'avais dissocié leur complémentarité.

« ...Pour des cas, où le mal peut se faire attendre, où l'urgence n'en est pas une, d'après le diagnostic du médecin, non d'après l'avis du patient, c'est une ambulance de compagnie privée qui se rendra sur les lieux, qui prendra en charge le patient et tâchera de le conduire à bon port, dans le service adapté à son mal-être, à sa pathologie. Dans des délais variant entre quarante-cinq minutes et plus de deux heures, suivant les jours : lundi, jour des dialyses; dimanche, c'est dimanche; jours de fêtes, forcement c'est férié, etc... ou de certaines tranches horaires, l'intervention s'articule.

Ce n'est ni facile pour ceux qui travaillent, ni facile pour les patients qui attendent dans une douleur lancinante ou une angoisse du même type.

Pour les cas plus « bénins », il n'existe plus de moyens véhiculés, à proprement parlé. C'est au tour du médecin de garde, voir de SOS Médecin. Un ensemble de médecins généralistes, spécialistes, urgentistes s'est formé pour faire des visites à domicile dans un périmètre particulier.

Cela peut avoir son utilité ou peut avoir du sens, s'il n'y a pas des délais incroyablement longs. Etant donné que particuliers et services hospitaliers se partagent le numéro, les tâches s'amoncellent. Un médecin n'étant pas fidèle avec la ponctualité, et tributaire du temps de déplacement et parfois soumis à une urgence intervenant sur le trajet, le patient peut se sentir oublié, voir même délaissé. »

Le médecin faisant son exposé n'a pas l'air de s'adresser à moi -à nous en fait, nous sommes deux-. Il parle comme s'il était contraint de devoir faire cette leçon à un jeune blanc bec comme moi.

Dommage. Mais je prends tellement à cœur cette formation que je passe outre mes réticences, ainsi que le manque de rythme, de swing et de tempo du discours de « l'enseignant. »

« ...Au SAMU, on travaille en équipe. Il faut avoir le sens du collectif, savoir s'adapter aux tempéraments de chacun, aux bon et mauvais caractères, aux vanités intellectuelles, aux mépris de rang.

Alors dans une ambulance, on trouve le plus souvent, un ambulancier, un infirmier diplômé d'état (IDE). C'est, en règle générale, une infirmière-anesthésiste diplômée d'état (IADE) et, bien sûr, un médecin. Un médecin urgentiste, anesthésiste, réanimateur dans les cas les plus fréquents.

Mais tout ceci n'est que la vitrine, la face lumineuse, il existe une autre branche du SAMU, beaucoup moins célèbre, la face de l'ombre, que pourtant tout le monde imagine, mais que tous ignorent : La Régulation. »

Ah, voilà que nous touchons au cœur du sujet !

Je tâche de faire le vide dans mon esprit, de me recentrer sur l'exposé du médecin et de prendre tout en note.

« La régulation, c'est cette partie du SAMU, appelée CRRA (Centre de Réception et de Régulation des Appels). Alors que la partie véhiculée, celle se rendant sur les interventions se nomme SMUR (Service Médical d'Urgence et de Réanimation).

La régulation, c'est un vaste bureau, rappelant les bureaux administratifs, où sont entreposés un grand nombre d'ordinateurs, aux multiples écrans. Tous les ordinateurs sont reliés à un logiciel de téléphonie permettant de correspondre avec tous les services hospitaliers, avec tous les services d'urgences, avec les pompiers, avec les ambulances privées, avec les médecins de garde, avec SOS Médecins, avec la base du SAMU, avec toutes et tous.

Les patients, ou futurs patients, composent un numéro de téléphone pour expliquer leurs problèmes, leurs désagréments à un interlocuteur, qui, ils l'espèrent, résoudra tous leurs tracas. L'interlocuteur les dirigera, peut-être, sûrement, vers un médecin. Tout cela avec un seul numéro.

Un numéro : le 15

Ces interlocuteurs sont assez nombreux, dans cette salle, à faire un « écrémage médical », dans le souci de gagner du temps. Ils sont par ailleurs formés pour ça.

On les appelle les : Assistants de Régulation Médicale, soit ARM. »

Voilà la raison de ma présence ici aujourd'hui !

« ARM» , mon nouveau poste, ma mission, ma nouvelle vie, mon rang dans l'organigramme médical.

Mais qu'est-ce, en fait, qu'un ARM ?

Un aide-soignant, cela je sais -j'ai exercé cette fonction en maison de retraite.

Un infirmier, cela je sais.

Un médecin, cela je sais.

Un ambulancier, cela je sais.

Mais un ARM...?

« Un ARM assiste le médecin régulateur -qu'il soit généraliste ou urgentiste- c'est à lui d'effectuer le « premier tri. »

Il accueille le patient appelant, en faisant un

premier point sur la situation, il permet de rassurer le patient, qui s'angoisse moins espérant qu'il aura affaire à un médecin rapidement, à un moyen de secours, donc à la fin de son calvaire. Enfin, le croit-il, parfois le nombre d'appels est tel que l'appelant se retrouve à patienter de très longues minutes accroché au combiné, espérant entendre la voix « salutaire » du médecin.

L'ARM est tenu de récupérer, coûte que coûte, les coordonnées, une identité et les premiers symptômes. Suivant la bonne disposition à répondre de l'intervenant et la description de ces dits symptômes, l'ARM peut être amené à prodiguer quelques « premiers conseils », sinon il jugera d'après les dires de l'interlocuteur vers quel médecin l'orienter.

Pour l'essentiel de la « bobologie », les coordonnées d'un médecin de garde ou de proximité seront transmises après transfert au Centre 15, celui des médecins généralistes.

Pour tout ce qui engage un pronostic vital ou répondant à certains critères comme l'insuffisance cardiaque, l'insuffisance respiratoire, chronique ou subie, problèmes de diabète, comas, etc... pour tout ce qui nécessite une urgence, l'appel sera automatiquement transmis à l'un des médecins dits du SAMU.

Le médecin pose des questions, tente d'imaginer une situation et engage un moyen de secours adapté dans l'attente du bilan médical. A la réception du bilan, le patient est laissé à domicile ou, le plus souvent, transféré vers des urgences de proximité, voir un service adapté à son état de santé. »

Telle est la réponse péremptoire qui m'est donnée.

Réponse à une question que je n'ai pas posé, mais qui va sans doute de soi puisque mon « vis à vis » a cru bon de la développer en détail.

L'instructeur continue son développement concernant les missions de l'ARM, son profil, sa place dans le répertoire des métiers de santé.

«L'ARM se doit de :

-répondre aux appels d'une façon cohérente, en prenant en compte l'identification de la victime, son besoin. Il localise l'intervention. Il priorise l'appel en fonction du besoin.

-d'exercer des initiatives comme enclencher des secours en première intention, suivant le guide de régulation de Samu-Urgences de France.

En effet, il existe des critères parfaitement définis pour actionner des secours sans passer par une régulation médicale.

Pour tout cela, il est longuement formé.

Actuellement, il existe une école formant les futurs ARM. Pendant environ 250 heures, ils se forment aux premiers gestes, aux réponses adaptées aux demandes, à la gestion des émotions des appelants, etc...

Par contre, aujourd'hui, de nombreux Samu recrutent sans ce concours, ni cette formation.

Les établissements, leurs cadres en profitent pour recruter des personnes non qualifiés, sous des statuts différents, qu'ils forment au jour le jour, « sur le tas ». »

Je pensais que c'était sûrement parce que c'était moins cher à rémunérer.

Ma pensée changea de sujet pour se retrouver comme impressionnée par cet homme.

C'était comme s'il pouvait parler sans reprendre sa respiration. Il enchaînait les explications et les exemples comme si cette mission lui était essentielle. Sans un souffle, il enchaîna :

« Il existe tout un procédé informatique pour mener à bien cette tâche. Casque vissé sur la tête, micro en joug, proche de la bouche, laissant libres les mains pour taper sur le clavier les informations, parfois hurlées, par le communiquant. Tous les fichiers peuvent être consultés par n'importe quels ordinateurs et sont utilisés comme archives si problèmes, plaintes, il peut y avoir.

Le plus malin dans cette affaire c'est que l'appel tombe directement dans l'oreillette, pas de soufflement, pas de répit, pas le temps pour quoi que se soit, l'appel est là, toujours prioritaire. »

Cependant, la réception de l'appel n'est pas la mission exclusive de l'ARM. Il se peut, il se doit aussi de se retrouver aux postes dit des « moyens ».

Ce qui est appelé les moyens, ce sont trois postes, trois bureaux recouverts d'ordinateurs, servant exclusivement à l'envoi des moyens de secours et surtout à la réception des bilans médicaux.

Le poste n°3 est celui chargé de s'occuper des ambulances de garde, des médecins de garde et de SOS Médecins.

Le poste n°2 est chargé de « biper » et d'envoyer les équipes du SAMU, en accord avec le médecin régulateur, de réceptionner leurs horaires. Ceux du départ de la base, de l'arrivée sur les lieux, du départ des lieux, puis de l'arrivée aux urgences. Il s'occupe aussi de l'hélicoptère, si besoin, et pendant l'été de gérer les postes nautiques de secours.

Le poste n°1 est celui, exclusivement, chargé de réceptionner les bilans des sapeurs-pompiers et ils sont souvent en interventions.

Dès qu'un bilan est réceptionné, l'ARM en communique rapidement le résultat au médecin qui prend la décision de le transmettre au service le plus adapté.

Dans les moments de fortes affluences, dans les grands moments de « bourre », l'ARM peut prendre lui même la responsabilité d'envoyer le patient vers les urgences de proximité. »

Toute cette théorie paraît complexe, et même compliqué, sûrement difficile à mettre en pratique.

« Un ARM est organisé pour effectuer des missions de douze heures -au grand dam des syndicats.- Les agents sont tenus de travailler un week-end sur deux, ainsi que nombreux jours fériés (Noël, le Nouvel An, le 1er Mai, etc...)

Le travail est réparti sur deux journées et trois jours de « récupération.»»

Cette organisation officielle (et théorique)

n'est, en fait, pas appliquée, mais revue au jour le jour, en fonction des « aléas » (arrêts maladie des agents, événements familiaux, renforts d'équipes inopinés.) Les heures supplémentaires sont une solution fréquente.

La majorité des ARM travaillent en douze heures d'affilée et « se satisfont » de ce système.

Les « douzes heures » sont suivies de récupérations qui peuvent paraître utiles, voire agréables.

« Il existe certains ARM, qui n'enchaînent pas douze heures -à la grande joie des syndicats.- Ce sont les vieux de la vieille du SAMU, ce sont les « tenanciers », les « tenancières », ceux qui sont présents depuis le début ou presque, ceux qui préfèrent travailler sur un format de sept heures trente et s'acclimatent très bien. Il y a aussi les ARM, plus nyctalopes, qui ont opté pour le travail de nuit. »

Dans le SAMU où je me trouvais l'on pouvait choisir entre le jour et la nuit, ce qui n'était pas le cas de nombreux SAMU en France -je crois qu'aujourd'hui ce choix est révolu et que les ARM se doivent de travailler aussi bien le jour que la nuit.- Voilà, il existait tout un choix de formules de travail. Le menu sept heures trente, le menu XXL en douze heures et le menu nocturne.

Le douze heures me paraissait le plus intéressant.

J'en étais là de mes pensées quand je repris le cours en route :

« Si l'on devait résumer, les missions de l'ARM sont :

-le départ réflexe

-orienter les appels

-engager les moyens de secours

-retranscrire un bilan médical et le transmettre au médecin régulateur

-orienter le patient vers les urgences adaptées »

Je pensais aux horaires qui me conviendrait, tout en suivant les explications du chef de service.

Celui-ci, grand, costaud, agélaste, paraissant fier de sa fonction et pénétré de sa mission de formateur, s'exprimait sur un ton monocorde. Il avait cette étrange capacité à pouvoir garder le même ton de voix sans un tremollo.

Je me demandais s'il appréciait d'être là, avec nous ?

Se pouvait-il qu'on lui fasse perdre son temps ?

Son temps ou celui des patients ?

Je captais ses explications au crayon, directement sur mon bloc-notes, tandis qu'il annonçait la fin de la formation et en nous souhaitant une bonne journée.

Cette leçon reçue me semblait un exercice obligé et rituel, une introduction subie comme un exercice initiatique quelque peu irréel.

En même temps que moi, une femme, coiffée comme Richard Cocciante avait subi la même introduction à la « mission » qui serait la sienne et rangeait comme moi ses propres notes.

Elle me fixait, sans savoir quoi faire, je lui renvoyais son regard. Elle détourna les yeux et rangea ses affaires. Je fis de même.

Sa perplexité devait être égale à la mienne.

J'en avais fini avec ma première journée de formation.

Ma première journée d'intégration.

A partir de demain, la formation pratique allait débuter.

J'allais me retrouver assis, durant douze heures à faire le tri des appels de gens que je ne connaissais pas et qui allaient avoir besoin de moi.

J'allais devenir officiellement ARM.

2

Une « embauche » à 9 heures.

J'arrivais en avance. Juste pour avoir le temps de me présenter aux collègues, de fumer une « clope » et de boire un café.

Après être passé par l'immense hall de l'hôpital, je déambulais dans les couloirs pour rejoindre la salle de régulation, à proximité des urgences.

J'avais remarqué qu'à certains endroits du plafond, il manquait des plaques de revêtement laissant apparaître à qui voulait bien les voir des câbles et fils électriques.

L'hôpital devait manquer de moyens, alors qu'on entendait partout dire qu'il en dépensait trop.

Après avoir franchi de lourdes portes-battantes, je faisais mes premiers pas dans le service.

Je passais devant un premier bureau, le secrétariat. Vase clos, comme le reste. Avec une jolie vue sur un mur. Quelques bureaux en formica, toujours les mêmes ordinateurs.

La première secrétaire, grande blonde élancée, était déjà en ligne. Je ne comprenais pas ses paroles.

L'autre secrétaire -elles n'étaient que deux- paraissait occupée à sa tâche et l'accomplir avec efficacité. Elle était capable de couper court au monde samuesque en allant capter, sur son temps libre, des images, des clichés, représentant la Vie.

Secrétaire la semaine, photographe le week-end. Elle s'efforçait de garder un lien vivant et figeait la vie qui se déroulait en notre absence.

Dans les couloirs desservant la salle de régulation, je découvrais différentes pièces, allant des toilettes exiguës aux chambres des médecins, tout aussi étroites, des bureaux du centre antipoison à ceux du réseau périnatal. Ainsi qu'une salle de repos où je reviendrais plus d'une fois.

Au milieu, de tout ça, existait un bureau étrange. Etrange car souvent fermé, celui d'un psy, celui de la CUMP, la Cellule d'Urgence Médicale Psychologique.

Un bureau étroit et austère pour illustrer l'ambiance du mobilier et de la déco déjà existante.

Un bureau d'où se dégageait comme un souffle glacial, où les dires des gens, qui avaient pu aller et venir en tentant de trouver un confessionnal, flottaient dans l'air et refroidissaient l'atmosphère.

Toutes les angoisses, les horreurs qui s'y étaient exprimées avaient donné à ce lieu un caractère unique et indéfinissable.

Le psy était là pour aider, surtout pour écouter. Une oreille attentive, un esprit bienveillant au sort des médecins, des infirmiers, des ARM, etc... voulant exprimer leurs soucis sur sa chaise en plastique.

Parfois, il se devait d'organiser une cellule d'urgence, pour des patients vivant un trop grand traumatisme psychologique, la perte d'un proche de façon brutale, un accident violent où de nombreux enfants venaient de périr, etc...

Son aide était donc précieuse. Sa fonction diversifée et légitime, sans doute digne d'un lieu d'exercice plus attrayant.

Laissant le psy à ses fonctions, à sa fonction, je terminais mon café pour me présenter dans la salle de régulation.

Une « drôle » d'ambiance y régnait. Un mélange de froideur, de stress, de ressentiments refoulés. Pas que des bonnes ondes quoi !

Je découvrais une pièce dont les murs étaient recouverts d'une espèce de mohair, les sols recouverts d'une moquette variant entre le gris et le bleu nuit. Bref, une déco faite pour la joie des acariens.

Nous étions plongés dans l'obscurité, en pleine après-midi. La lumière se faisait par la somme d'ordinateurs allumés, des néons à la luminosité artificielle et quelques fenêtres, de style meurtrières.

Ça annonçait bien l'atmosphère de travail et son environnement d'une grise austérité.

S'il fallait résumer le tout je crois pouvoir dire que la vie extérieure ne devait, en aucun cas, venir nous importuner dans notre travail.

Un bourdonnement incessant s'élevait au-dessus des ordinateurs, chacun en prise avec un appel, une affaire, un patient.

La porte franchie, je me présentais en premier lieu au médecin en chef, personnage éminemment décoratif arborant fièrement un pantalon en velours côtelés, puis suivant une hiérarchie décroissante je passais de médecins en ARM.

Je faisais un tour où de mains en mains, de bises en bises, je répétais le même discours :

« Jean-Baptiste, nouvel ARM, enchanté. »

Par cette ronde rudement bien menée, je découvrais une partie de l'équipe, essentiellement composée de femmes. Quelques hommes étaient là, y compris des médecins.

Le groupe de mes collègues présentaient des reconvertis, des personnes n'ayant pas réussi à accomplir leurs rêves, des gens supportant des crédits à rembourser, des mères célibataires avec des enfants à élever.

Tous avaient une « bonne » raison de se trouver ici, je cherchais la mienne au milieu de la ruche hétéroclite qui travaillait autour de moi.

Une laborantine, un photographe, une ancienne infirmière, une ex-attachée de presse, un vieux « zi-kos », une patineuse blessée, un anthropologue n'ayant pas trouvé d'autre situation pour étudier les hommes ; certains comptants les années passées et / ou les années restant avant la retraite, de jeunes lions ne pouvant tenir en cage, s'obstinant à trouver une porte de sortie, usant des formations payées par l'hôpital, pour devenir élagueur, vendeur immobilier, ou qu'ils ne devaient jamais utiliser.

Je me demandais si tous ou certains avaient une fibre généreuse, bienveillante, humaniste.

Étaient-ils là par conviction, par choix, par nécessité ou seulement par défaut ?

Un résumé de la société actuelle était rassemblé là.

Nous étions une dizaine d'ARM (quotidiennement), deux médecins du SAMU, un médecin généraliste -je découvrirai que suivant les heures, les jours, où les appels prolifèrent, ils peuvent se retrouver à quatre- aussi un médecin toxicologue du centre antipoison (CAP), ainsi qu'une sage-femme du Réseau Périnatal.

Le service toxicologique, le CAP, était un service présent -et l'est encore aujourd'hui- mais qui n'existait pas dans tous les SAMU de France. Dans celui où je me trouvais il existait et nous le côtoyions au jour le jour. Plusieurs des appels reçus pouvaient être de leur ressort, en particulier tous les appels concernant une éventuelle ou partielle intoxication, voulue ou par inadvertance, par produits chimiques ou naturels, par voies médicamenteuses ou imaginatives.

Le Réseau Périnatal, nous n'en avions que faire, sauf pour leur présence. Présence souvent amicale, bienveillante et pas qu'un peu humoristique. Représenté par deux sages-femmes, elles géraient à elles seules leurs appels.

Elles n'avaient pas besoin de notre recours et s'occupaient essentiellement de faire des transferts intra-hospitaliers pour changer un nouveau-né de service ou suite à un accouchement compliqué faire un rapprochement mère-enfant. Je dis essentiellement car c'est tout ce qu'il me revient aujourd'hui. Si ça se trouve leur tâche était bien plus complexe...

« Le CAP et le Réseau Périnatal mis à part, l'essentiel des appels seront à destination du Centre 15 ou du SAMU » me lança l'ARM qui se chargeait de ma formation.

Une grand blonde, bien formée, aux allures de Lara Croft, le sens de l'aventure en moins.

« Ça c'est notre minuteur ! Ne le perds jamais des yeux ! » ajouta-t-elle sans me laisser le temps de dire, penser quoique se soit.

Face à moi, accroché sur un mur, un compteur énorme. Ni l'heure, ni le temps passant, n'était indiqué.

A la place, un décompte numérique, indiquant le nombre d'appels en attente, le nombre d'appels décrochés en moins d'une minute.

Le tout dans un nuancier de rouge et d'orange, histoire de nous maintenir en alerte, toujours sur un certain qui-vive.

Il ne fallait jamais dépasser cette minute.

A sa vue, je trouvais étrange ce fonctionnement. Je n'avais connu ça que dans les centrales d'appels comme Orange.

Il fallait reconnaître que si l'on appelait le Samu, c'était sûrement que les minutes comptaient, que la vie passait, que la mort patientait.

J'allais découvrir qu'au Samu -du moins celui où j'étais, mais pourquoi en serait-il autrement dans les autres ?- c'était le nombre d'appels décrochés en moins d'une minute qui était la base, la référence. Que tout se théorisait à partir de ça, qu'il fallait enchaîner les appels pour que ce compteur ne soit pas dans « le rouge. »

Que finalement un ARM se devait de prendre des appels à la chaîne.

Sorte de taylorisme médicale, toujours en urgence.

Sur mon poste, trois ordinateurs reliés ensemble, ainsi qu'un téléphone assorti d'un casque, avec micro apparent. Je finissais de prendre note des directives données par ma tutrice.

Elle s'excusa subitement et s'en alla fumer une clope, la énième d'une longue série.

A peine assis, certaines, certains, me sautaient dessus comme le premier jour des soldes.

Ils voulaient me prodiguer quelques conseils, me mettre en garde :

« Pourquoi ? Pourquoi viens-tu bosser ici ? Il ne faut surtout pas rester... »

« Nous ne sommes que des pions remplaçables. Ils nous pressent et nous jettent ensuite. »

« T'es jeune, ne viens pas t'annihiler ici ! »

« L'État ne nous reconnait pas ! »

Moi qui était content de venir bosser ici, avec un peu de fierté même. J'en devenais décontenancé. Je bossais au Samu, je trouvais que ça en jetait. Après avoir écouté toutes ces « mises en garde » je reconsidérais mon choix.

Pas le temps, ma professeure était de retour. Elle me demanda :

« Bon ! Es-tu prêt ?

- Heu... Prêt à quoi ? » répondis-je de façon incrédule.

Solennellement, elle renchérit :

« Prêt à prendre un appel, bien sûr ! »

J'allais prendre mon premier appel.

L'appel tomba directement dans mon oreille.

D'une voix peu sûre d'elle, j'entendais un :

« Allô le Samu...? »

D'une voix toute aussi peu sûre, je tentais un coup :

« ...Le Samu... Bonjour »

Sur le côté, ma tutrice me faisait signe d'enchaîner, de continuer.

Je reprenais immédiatement :

« Pourquoi appelez-vous ?

- Je me sens pas très bien...

- Avez-vous des douleurs ? Quelque chose ?

- Non, mais aujourd'hui je me sens plus fatigué que d'habitude... »

Après avoir pris l'identité, les premiers symptômes, ainsi que le lieu probable d'intervention, je transférais l'appel au médecin.

J'étais un tantinet fier de moi, j'avais réussi mon premier appel.

Mon dépucelage de la demande de secours.

Malheureusement, ce n'était pas assez, ni suffisant pour cette Lara Croft de secours.
Pour elle, je pouvais, je devais même, faire mieux.
Il me fallait être « maître » de l'appel.

Elle prenait son travail très à cœur et se faisait un devoir de me former de la meilleure façon possible, quitte à parfois oublier quelques règles de bienséance.
S'il m'arrivait d'oublier une question, elle me le faisait savoir d'une façon qui laissait envisager qu'elle avait des comptes à rendre avec la gente masculine ou juste avec moi. J'étais le plus jeune, inexpérimenté, seul dans un lieu où tous se connaissaient. Je ne disais mot.
J'étais, peut-être, parano ?

Il m'était même arrivé de me faire vilipender si je partais trop longtemps aux toilettes.
Mais comment y rester longtemps ?
Le papier était rugueux et cartonné, l'endroit des plus confiné...
Personne ne pouvait rester longtemps avec de

tels accessoires de confort.

Mais l'espace temps variait suivant les gens. Surtout quant on était pressé d'aller fumer...

Finalement, sa technique marchait plutôt bien, exaspéré par son acrimonie, je n'en faisais que plus d'efforts pour éviter la moindre erreur.

Une forme de pédagogie bien à elle.

J'alternais formations pratiques, encablé au téléphone, les mains pianotant sur le clavier, et les formations théoriques.

L'on avait des « cours de médecines » adaptés et octroyés par un médecin.

Il nous fallait des rudiments sur les premiers soins, la cardiologie, la pneumologie, ...

Le premier cours auquel j'avais assisté était la formation sur les premiers secours.

J'avais oublié le jour de la formation et j'étais arrivé en retard. Les autres avaient deux heures d'avance sur moi.

A mon arrivée, après m'être excusé et expliqué, le médecin formateur, à son rire enjoué, je crois ne m'en avait pas tenu rigueur. Grand bien lui fasse !

J'avais rejoins mes compagnons de fortune pour

m'exercer sur un mannequin de plastique inerte, plutôt bien bâti, à faire pâlir de jalousie les autres mannequins emplis de plastique mais bien vivants. A tour de rôle, on l'avait sauvagement martyrisé. A coup d'attelles, de position latéral de sécurité, de massages cardiaques, etc...

Cette formation nous laissait dans un amas de chiffres et de repères corporelles qui nous serviraient probablement.
Soit l'existence de 570 muscles pour 206 os dans le corps. Dans ces 206 os, 12 paires de côtes et 33 vertèbres. 27 os pour la main, alors qu'il n'y en a que 26 dans le pied.

A la fin de ces deux jours de formation, un cadeau nous était remis.
Une belle feuille cartonnée, ornées de quelconques fioritures, d'un grammage de 12,6, faisait office de colifichet, attestant de notre savoir-faire.
Une belle feuille cartonnée pour le faire savoir.

Les autres cours nous (ré)apprenaient des bases de SVT.
Comment fonctionnait le cœur, le système respi-

ratoire, le système digestif, etc...

Cardiologie :

Dans un premier temps des notions sur le sang.
Composé de 54% de plasma (eau, hormones,
nutriments, protéines), 45% de globules rouges
(ceux qui transportent l'oxygène), 1% de globules blancs (cellules de défense) et des pla-
quettes (pour la coagulation).
Nous possédons environ 5 litres de sang dans le
corps.
1 minute 30 environ pour que le cœur expulse et
reçoive le sang, sur environ 100 000km de vaisseaux sanguins. 100 000km, bien plus que la cir-
conférence de la Terre.
Le cœur, quant à lui, est un organe vital, fonc-
tionnant comme une pompe.
Son but est d'injecter du sang dans les artères de
façon a alimenter les organes en oxygène et en
nutriments.
C'est même une double pompe. La moitié droite
envoie le sang « vicié » (chargé en dioxyde de
carbone) aux poumons. Là, un échange s'ef-
fectue et il se retrouve chargé en oxygène frais,
fourni par la respiration. Le sang empli d'oxygène passe dans la moitié gauche du cœur pour

être envoyé à tous les organes. Sous pression le sang va partout (environ 75 battements par minute en moyenne).

Pour résumer, le « cœur droit » pompe le sang des organes et l'envoie vers les poumons, le « gauche » fait l'inverse.

Il me revient aussi une expression « sus-décalage ST », signe avant coureur de l'infarctus du myocarde.

Expression très importante dans la bouche d'un médecin.

Qu'était un « sus-décalage ST » ?

Ça jamais je ne le sus.

Système respiratoire :

Le système respiratoire permet l'apport d'oxygène, chose essentiel à notre organisme.

On inspire, par le nez et/ou la bouche, suivant ce qui est bouché ou suivant notre préférence. Puis l'air s'engouffre dans notre pharynx et notre trachée s'infiltrant ainsi jusqu'à nos poumons, nos bronches et prenant refuge dans 600 à 800 alvéoles pulmonaires.

Les molécules d'oxygènes sont récupérés, par capillarités, par nos vaisseaux sanguins. Le sang, riche d'O2, s'en ira irriguer, par une succession de veines / d'artères, l'ensemble du corps.

Le même processus se met en marche avec la cigarette.

Nous faisons environ 18 mouvements de respiration par minutes. Soit 26.000 mouvements de respiration par jour. A chaque inspiration, environ 6 litres d'air sont envoyés dans les poumons. Un être humain respire environ 1 modius d'air par minute.

Système digestif :

Le système digestif nous rappelle que tout ce qui entre par notre bouche, est bu ou mâché, et normalement se doit de ressortir dans une autre forme, transformé par les reins, l'estomac, les intestins, l'urètre ou le rectum.

L'exemple, qui nous avait été donné, était le steak de bœuf.

Il faut à l'être humain environ 18 heures pour digérer et expulser un steak.

Le morceau rentre par la bouche, s'engouffrant ensuite dans l'œsophage pour tomber dans l'estomac. L'estomac, lieu où règnent les enzymes digestives sur fond d'acide chlorhydrique.

Dès que le morceau est « neutralisé », le foie prend le relais, il neutralise l'acide restant, pour envoyer le morceau, plutôt ce qu'il en reste dans le duodénum, soit la première partie de l'intestin grêle.

Là, un voyage de 6 mètres s'engage jusqu'à la passation de pouvoir au gros intestin. La fin est connue de tous. Un passage par le colon, qui absorbe l'eau, puis le rectum et la chute finale dans l'eau des toilettes.

Durant ce laps de temps, durant cette digestion, le morceau ingéré aura parcouru environ 9 mètres de la bouche à l'anus.

Les éléments manquants, mais essentiels au travail de l'ARM, m'étaient transmis par ma collègue enseignante :

« Sais-tu ce qu'est le diabète ? »

-Heu... Vaguement, mon grand-père en est sujet... »

D'un regard qui me paraissait blasé, elle s'empressa d'ajouter :

« Bon, le diabète c'est une problème touchant le bon fonctionnement de l'insuline. Il en existe d'autres mais pour le moment on va rester là-dessus.

Il en existe plusieurs formes. Le diabète de type 1, du à un dysfonctionnement du pancréas. Le diabète de type 2, qui est une mauvaise absorption de l'insuline dans le corps, le diabète gestationnel, celui qui n'apparaît que chez une femme enceinte.

Et le dextro tu sais comment ça fonctionne ?

-Heu... Non...

-Alors, un dextro proche de 0,89 ce qu'on appelle un dextro normal. Avoisinant les 0,59 on est proche du coma.

-Ah oui !

-Et différencier l'hypoglycémie et l'hyperglycémie grâce aux symptômes ?

-Pas vraiment...

-Dis toi que si le patient présente des caractéristiques proches d'une personne alcoolisée, comme des sueurs, des paroles confuses, des troubles de l'équilibre... Alors il sera en hypo.

De grosses sueurs et un sentiment de déshydratation, il sera plutôt en hyper. »

Je n'avais pas tout saisi, mais les symptômes je les avais bien noté. Ça ne pouvait que me servir. La théorie finalement finie, la pratique pouvait reprendre.

Toujours dicté, guidé, par cette blonde, médicalement parlant.

De retour en poste, il me fallait maîtriser les phrases types à adresser, à se rappeler :

« Je vous sens stressé »

« Je sens que vous avez mal »

« Je comprend votre peur »

« Est-ce que vous vous sentez capable de...
Le toucher ? Le tourner ? Lui faire un massage cardiaque ? etc...»

S'en suivait, les gestes d'aides à prodiguer, à conseiller suivant l'appel.
Tout en gardant à l'esprit qu'il fallait toujours en vérifier l'efficacité !

Pour un saignement :

« Appuyez dessus avec un linge propre. Vous pouvez vous allonger, vous asseoir. »

Pour une brûlure :

« Refroidissez en faisant couler de l'eau tiède en amont de la plaie. »

Il me fallait noter, pour ne surtout pas oublier.

« Si c'est une brûlure classique, par le feu, ne pas retirer les vêtements s'ils collent à la peau.

Si c'est une brûlure chimique, la tremper dans l'eau puis retirer les vêtements. »

Pour une personne inconsciente :

« Toujours vérifier si elle respire !

Puis la mettre, sur le côté, dans la position du « chien de fusil. » -Je n'avais jamais vu de chien de fusil- C'est ce qu'on appelle la position latérale de sécurité (PLS). Au sol, allongé sur le flanc, les jambes recroquevillées, une sorte de position fœtale en fait.

Alors pourquoi le chien de fusil...?

Pause.

J'avais une certaine chance, ma tutrice était addicte à la nicotine, tout comme moi, et s'en allait fumer régulièrement, ce qui n'était pas pour me déplaire. Je pouvais lâcher l'ordinateur, balancer le casque, taper une blonde et l'allumer.

L'endroit pour cloper était assez lugubre.

Entre deux étages, une sorte de *rooftop*, où la vue se limitait à des murs décrépis et noircis par l'affreuse ventilation qui rendait souffle ici.

Le sol ou le toit des urgences partait en vrille à différents endroits. Il était jonché de petits cailloux, autrefois, blancs.

Si l'endroit nous paraissait peu accueillant ou trop oppressant, il nous restait toujours la cage

de l'escalier. Celle de l'escalier de secours.
Un endroit aussi froid que métallique, avec une vue de choix sur l'entrée des urgences.

A certaines heures du jour ou de la nuit, suivant qui rentrait et sortait, habillé ou nu, en blouse de soigné ou en blouse de soignant, en uniforme, saoul, défoncé ou à jeûn, l'on retrouvait l'ambiance de la cour des miracles si bien décrite par Victor Hugo dans Notre-Dame de Paris.
Ce qu'il arrivait parfois, souvent même, c'était que ma tutrice et moi n'ayons rien à nous dire.
Dans ce lieu où la Mort et la Vie se côtoyaient sans cesse, les anges ne faisaient que passer.
La fumée se dissipait entre moments de silence criards et paroles énoncées dans le vide.
On échangeait quelques phrases pour combler des vides, ponctuer le passage de l'ange, par politesse ou par gène.

De retour en poste.
J'en avais fini avec ma formation. J'en avais fini avec ma tutrice.
Je pouvais commencer à être un ARM, à part entière, autonome, prodiguant conseils, sauvant des vies par l'intermédiaire du téléphone ou répon-

dant simplement à des demandes qui n'étaient pas de mon ressort.

Dès le lendemain je serai de retour en poste.

Seul. Prêt à affronter la vie, à affronter la mort...

Ma formation aura finalement duré deux semaines, soit plus ou moins 70 heures.

3

-Allô, le Samu...?

Un collègue, bien intentionné, me remplissait ma tasse d'un café brûlant. Je pouvais commencer :

-Le Samu, bonjour ! Qu'est-ce que...

-MON FRÈRE ! Il respire plus !

-Quoi ?! Pardon ?!

-Mon frère, il est tombé d'un coup et ne respire plus !

Je voyais le café fumer.

-Pouvez-vous vous approcher ?

-Oui

-Et prendre son pouls ?

-Noooon...

-Alors regardez son ventre, est-ce qu'il bouge, comme quand on respire ?

-Non !

Dans le même temps, je demandais à un collègue

de déclencher les moyens de secours, SAMU et pompiers. Tous les médecins étaient en ligne. Voilà de quoi commencer une journée sous de bonnes grâces.

-Monsieur, il va falloir lui faire un massage cardiaque. Vous sentez-vous prêt à l'effectuez si je vous aide ?

-Heu... Je ne sais pas

-Pour votre frère

-Alors oui

-Très bien monsieur, c'est très bien ce que vous entreprenez. Vous allez mettre votre frère à plat dos et poser vos mains l'une sur l'autre au milieu de sa cage thoracique.

-Et qu'est-ce que je fais du téléphone ?

-Vous mettez le haut-parleur

-C'est fait

-A chaque fois que je vais compter vous allez appuyer et à chaque « et » remonter.
Et 1, et 2, et 3, etc...

-D'accord

-Si vous êtes prêts, allons y ! Et 1 ! Et 2 ! Et 3 ! Et 4 ! Et 5 ! Et 1 ! Et 2 ! Et 3 ! Et 4 ! Et 5 !

Un médecin venait de se libérer, il m'avait entendu. Il se leva et accouru pour venir prendre ma relève, directement, sur mon poste.

Je m'en allais vérifier où en était les pompiers, le SAMU.

Ah, ils arrivaient sur place. Pouvant prendre le relais.

Une vie sauvée. Quant au café froid, il avait péri dans l'évier.

***

-Allô, le Samu ?

-Le Samu, bonjour. Pourquoi cet appel ?

-J'ai la narine qui saigne et ça coule, ça coule...

-Ne vous inquiétez pas, avant de vous passer le médecin, vous allez pencher votre tête en avant et appuyer sur votre narine.

-...

-C'est fait ?

-Ou...Oui.

-Ça saigne toujours ?

-Oui ! Et par terre !

-Alors appuyez sur votre autre narine.

***

-Allô, le Samu ?

-Oui, bonjour. Alors qu'est-ce qui vous arrive ?

-Je vous appelle car je suis atteint de dorsalgie lombaire

-Dorsalgie lombaire...?

-Oui, j'ai vraiment très mal au dos.

***

-Allô, le Samu ?

-Bon, bonjour, je vous appelle pour mon petit-fils.

-Très bien. Qu'est-ce qui lui arrive ?

-Il a, il a trop bu.

-Ah... Est-il conscient ?

-Oui, mais il n'en fait qu'à sa tête, il refuse que je m'approche, il refuse d'être touché.

-D'accord. Quel âge a-t-il ?

-37 ans

-Il n'a pris que de l'alcool ?

-Oh non ! Il a pris des médicaments aussi.

-Lesquels ?

-Je ne sais pas.

-Merci madame, ne quittez pas je vais voir avec le médecin.

Dans l'attente de plus d'informations, le médecin préféra envoyer les pompiers sur place.

Entre temps, je changeais de poste et me retrouvais aux moyens, au poste n°1. Le temps pour ma collègue de fumer sa clope.

Je prenais note du bilan médical des pompiers et connu, ainsi, la suite de l'affaire.

Bilan radio :

« Homme de 37 ans, alcoolisé, fuit à l'arrivée des sp (sapeurs-pompiers), retrouvé avec 13 comprimés de Zolpidem (médicament contre les insomnies), vit dans une cabane au fond d'un jardin (celui de sa grand mère), ne supporte pas d'être touché, la gendarmerie est sur place également. »

J'en avisais le médecin régulateur, un TNE (transport non effectué) était préconisé.

Quelques instants plus tard, il rappelait les pompiers car il avait besoin d'un véhicule pour se déplacer. L'on avait prévenu les gendarmes. Ils refusaient d'y aller car ils étaient débordés par d'autres interventions.

Les SP rappelaient, l'homme s'était mis nu et brandissait un couteau sur son abdomen.

On rappelait, aussitôt, la gendarmerie, ils allaient « essayer » d'envoyer une patrouille.

Nouveau bilan des sp :

« Il est rentré dans sa cabane, est ressorti sans couteau mais avec une ceinture attaché autour du cou... toujours nu. »

La police et 2 élus municipaux se rendirent sur les lieux.

Finalement il fut laissé sur place.

***

-Allô, le Samu ?

-Le Samu, bonjour. Vous appelez pour vous ?

-Oh non. Pour ma fille.

-Et que lui arrive-t-il à votre fille ?

-Elle est enceinte !

-Elle va accoucher ?

-J'ai l'impression...

-Hum... Elle est enceinte de combien de mois ?

-Je ne sais pas.

-D'accord. Où est-elle suivie ?

-Nulle part ! Elle n'a jamais vu de médecin.

-OK... Et qu'est-ce qui vous fait dire qu'elle va bientôt accoucher ?

-Elle m'a dit qu'elle avait perdu les eaux

-Ah oui ?! Et où se trouve-t-elle actuellement ?

-Enfermée dans les toilettes.

-Pardon ?

-Elle est dans les toilettes. Elle nous a dit qu'elle avait perdu les eaux. Qu'elle n'en voulait pas et qu'elle avait tiré la chasse avec le bébé.

-Pardon ?

-Elle a jeté le bébé avec l'eau des toilettes.

-Avec l'eau des toilettes...?

-Venez vite ! J'ai peur pour le bébé. S'il est coincé dans les canalisations...

-N'ayez crainte Madame, j'ai déjà envoyé tous les moyens de secours adaptés.

Quelques instants plus tard, les pompiers passaient par téléphone pour passer leur bilan d'ambiance au médecin régulateur. Ils tombaient d'abord sur moi.

-C'est les pompiers. On se trouve dans la campagne où la jeune femme a accouché dans les toilettes.

-Je me rappelle de cette histoire. Qu'est-ce que ça a donné ?

-Alors la jeune fille est enceinte de sept mois. Elle ne veut pas garder l'enfant car le père s'est barré. L'ambiance est folle ici. D'ailleurs, elle a déjà trois enfants, de trois pères différents.

-Ah ouais, elle n'en est pas à son premier coup d'essai.

-C'est clair. Elle s'est enfermée dans les toilettes. On a du forcer la porte et...

-Et...

-Il n'y avait plus personne. La fenêtre grande ouverte.

On s'est rendu dehors. On l'a retrouvé planqué derrière la grange, en train de fumer.

-Et le bébé ?

-On l'a retrouvé, à côté, dans la neige...

-Dans la NEIGE...?

***

-Allô, le Samu ?

-Le Samu bonjour, pourquoi appelez-vous ?

-Je vous appelle pour vous prévenir que j'ai prêté ma CB à ma grand-mère.

-Très bien. Et qu'est-ce que je peux faire pour vous aider ?

-Eh bien, elle a dépensé 20 euros de trop et elle veut pas me les rendre. Ça m'fait mal au cœur.

***

-Allô, le Samu ?

-Le Samu, bonjour, qu'est ce qui vous arrive ?

-Ma petite fille est malade et vomit.

-Et ça fait combien de temps qu'elle a ces symptômes ?

-Je dirais depuis ce matin.

-D'accord, je vais vous mettre en relation avec un médecin et l'on verra directement avec lui ce qu'on peut faire pour aider votre petite fille.

-Si vous voulez, mais je ne vous appelle pas pour ça.

-Ah bon... Et pourquoi alors ?

-Enfin pas tout à fait, mon gendre veut absolument lui donner à manger ! Et faut dire qu'elle a 25 ans. Si vous pouviez lui expliquer qu'elle est assez grande pour manger toute seule...

***

-Allô, le Samu ?

-Le Samu, bonjour !

-Mon époux s'est brûlé le sexe avec le fer à repasser

-Comment ça s'est passé ?

-Il a voulu repasser sa chemise...

-En repassant une chemise, il s'est brûlé la

verge ?

-Oui, faut dire qu'il était nu

-Il repasse souvent nu ?

-Non, c'était la première fois, j'crois bien que ce sera la dernière...

***

-Allô, le Samu ?

-Oui, bonjour

-J'aimerai savoir si la pâte à modeler *PlayDoh* est toxique ?

-C'est possible, nous allons voir ça avec le médecin toxicologue. Vous en avez avalé ?

-Oh non, j'en ai retrouvé dans l'anus de ma fille.

***

-Allô, le Samu ?

-Le Samu, bonjour.

-Bonjour, j'ai acheté de nouvelles chaussures et depuis j'ai mal à la tête, je peux être intoxiqué par mes nouvelles chaussures ?

-Je vais vous passer le médecin, vous verrez directement avec lui...

J'entendais le médecin lui expliquer qu'il était peu probable qu'elle soit intoxiquée par ses chaussures et venait de clore la conversation.

Elle rappela, immédiatement, sur un ton agacé :

-Le médecin n'a pas du tout pris en considération ma demande. Je ne veux plus lui parler ! Je veux les coordonnées d'un laboratoire pour faire analyser mes nouvelles chaussures !

-Vous n'avez pas besoin de mes services pour cela Madame, internet ou le bottin suffisent...

-Vous n'avez pas les coordonnées d'un labo ?

-Moi non mais le médecin surement...

-Passez le moi !

***

-Allô, le Samu ?

-Le Samu, bonjour.

Après avoir pris les premières informations et coordonnées, je demandais :

-D'où m'appelez vous ?

-De ma salle de bain. Pourquoi, vous voulez me frotter le dos ?

-... De quelle localité je voulais dire...

***

-Allô, le Samu ?

-Le Samu, bonjour.

-Alors voilà, j'ai mis du muguet dans un verre et mon mari, cet idiot, l'a mis au lave-vaisselle.

-Heu d'accord... Et que voulez-vous savoir ?

-Sachant que le muguet est toxique, est-ce que ça peut contaminer le reste de la vaisselle ?

***

-Allô, le Samu ?

-Le Samu bonjour.

-Dites, est-ce que je peux laisser pendant une nuit des oignons dans du *Sopalin* ?

-Heu... Pourquoi cette question ?

-Pour pas mourir intoxiqué !

4

12 heures. Midi. Pause déjeuner.

Je me rendais à la cafétéria accompagné de l'autre seul homme de la journée et d'une collègue, dans une autre vie attachée de presse.

Dans les couloirs, je leurs demandais ce qu'eux pensaient du travail, de l'ARM en général.

Mon collègue, en toute franchise, avouait qu'il y avait du bon grâce à ce genre d'horaires.

« Vois-tu, le simple fait de bosser en douze heures permet d'avoir un temps libre assez incroyable. Sur tes jours de repos, tu peux te permettre tout ce qui peut te tenter. Musique, arts en tout genre, cinéma aux heures les plus creuses pour éviter la foule, profiter des expos en ville, etc... La paye et le temps libre, en plus t'es au service des gens, rien de plus noble.

Ça a vraiment du bon ! »

Ma collègue quant à elle, se permettait d'ajouter :

« Il faut considérer l'ARM comme le premier maillon de la chaine d'aide médicale d'urgence. Mais sache qu'il existe un sérieux manque de considération, de reconnaissance de cette profession par les pouvoirs publics et le public. De plus l'ARM est catégorisé comme agent administratif et non comme personnel soignant... »

Je ne savais que dire à la suite de ces remarques...

Dans l'ascenseur, entre deux étages, ils m'apprenaient des combines, des choses à savoir pour que mon adaptation, mon travail, mes journées se passent au mieux.

La première règle est de ne jamais contredire un médecin.

Le premier lança un :

« Tu n'es rien face à lui... »

Ma collègue, derrière ses petites lunettes ajouta :

« Il est docteur, ne l'oublie pas. »

Ces deux phrases resteraient gravées.

La seconde était de savoir faire du bon café.

« Ça peut t'aider pour créer un lien plus amical. »

Par chance, je savais en faire du très bon.

La troisième était d'éviter de prendre parti dans les disputes, les querelles de voisinages de bureaux, qui étaient fréquentes.

« Il faut toujours rester neutre ! »

La quatrième était de respecter la hiérarchie des ARM.

« Si sur le papier tout le monde est au même statut, il faut respecter la hiérarchie par l'ancienneté. »

La cinquième, sans doute la plus importante, était de toujours avertir un médecin d'un bilan.

« Si un souci devait arriver, lui sera couvert, toi pas ! »

Voilà les cinq commandements à suivre à lettre.

Après m'avoir transmis ces sacro-saintes lois samuesques, la conversation pouvait prendre un autre détour.

En jetant des coups d'œil furtifs, comme pour vérifier que personne ne nous écoutait, elle déclama :

« Fais attention si on te propose des heures sup'

-Pourquoi ?

-Les heures sup' sont payées dans le discours,

mais jamais reconnues sur la fiche de paye.

-Ce n'est pas illégal ?

-Non ! Ils te proposeront de rattraper en jours de repos. Mais si tu veux te faire plus d'argent, oublie ! »

Après avoir maintenu un silence de la façon la plus théâtrale possible, elle ajouta :

« En plus, ils ont la fâcheuse manie de nous rappeler les jours de repos pour combler les effectifs manquants, alors dans l'histoire tu te retrouves à bosser gratis ou presque...

-C'est fou ! ajoutais-je, ahuri.

-Non, c'est l'État. » répondit-elle de façon très solennelle.

Elle nous fixa un instant avant de reprendre :

« Tu dois toujours te rappeler que tu es au service de l'État. La hiérarchie a tous les pouvoirs ! »

J'essaierai de m'en rappeler...

A défaut d'être à l'aise avec les heures travaillées et les salaires correspondants, nous étions, au moins, bien lotis au niveau du repas, nous nous trouvions à la cafétéria du dernier étage, entre l'unité psy-pénitencière, juste en dessous de la drop-zone ou dz, lieu de tous les atterrissages en hélicoptère.

A défaut de gastronomie, la vue était incroyable. Il suffisait de tourner sur soi-même pour avoir une vue panoramique sur toute la ville.

Si le temps avait été au rendez-vous, j'étais persuadé qu'on aurait pu voir plus loin encore, si la pluie ne se mouillait pas à gâcher la vue.

Mon collègue, avec un sourire narquois, ironisa :
« T'as de la chance de commencer par la cafét' du dernier étage !
-Ah oui ? Pourquoi ?
-Au rez-de-chaussé, la tambouille aurait été plus infecte. »

Je n'osais y croire au vu de la qualité des mets proposés, c'était à avoir honte d'être du même pays que Rabelais.

Des crudités au goût de la *Contrex* joliment présentés dans des barquettes de plastiques sous vides, des plats communément appelés de résistance où le choix se porte entre légumes trop cuits à l'eau et frites pas assez cuites à l'huile.

Sans parler de la viande, le porc, le bœuf ou l'agneau qui n'avaient été sacrifiés que pour de vulgaires bassesses culinaires.

Les desserts étaient également sous vide et sans

goût.

S'il fallait trouver le meilleur restaurant fade, l'on y était.

La seule différence avec les plateaux repas servi aux patients était la présentation sur un buffet et le fait de ne pas devoir manger en chambre.

Le tout était servi par des employés, aux mines aussi déconfites que les plats qu'ils proposaient. Le « serveur en chef » enchaînait les blagues entre deux assiettes à remplir. Son niveau d'humour ne dépassant jamais l'entre-jambes. Je connaissais des amuses-gueules ouvrant mieux l'appétit...

Préférant y couper court, je me dirigeais rapidement vers la caisse. Une hôtesse tentait de sourire mais l'on pouvait aisément distinguer le vrai du faux.

Je payais avec une carte surmontée d'un numéro à six chiffres. Numéro utilisé pour nous reconnaitre, dans tous les services hospitaliers, la cantine ou le logiciel utilisé.

Un numéro, un code. Le même que sur le badge, notre indicateur, notre identité. Dans un hôpital, dans cet hôpital, la personnalité de l'individu, du salarié n'existe plus. Plus de prénoms, plus de noms de famille, juste un numéro.

Critiques gastronomiques à part, l'ambiance était plus détendue par le nombre d'informations dont j'étais submergé durant ce repas.
Les histoires de cœurs, les histoires de culs.
Ce qui passait pour des légendes de l'univers médical s'avérait être vrai. La réalité dépassant la fiction.
Tel médecin couchait avec telle infirmière, telle ARM couchait avec tel ARM, telle ARM couchait avec tel médecin, la même avait eu plusieurs histoires avec un ambulancier, un infirmier, un ARM. Une infirmière avait eu une aventure avec deux ambulanciers, en même temps ou l'un après l'autre, cette information était restée perdue entre les épinards et la tarte Tatin.
Entre telle(s) et tel(s), Paris Match n'avait qu'à bien se tenir, il existait plus de potins « croustillants » ici que dans les pages de ce canard.

Le repas ingéré, une pause clope se devait.
Pourquoi ne pas aller à l'extérieur ?
Pourquoi ne pas aller sous le porche grisonnant du CHU ?
Oui, pourquoi ?

Pourquoi ne pas profiter de l'air libre et d'un ciel de métal ?

Pourquoi ne pas retourner vers le *rooftop* et s'asphyxier entre fumées et air irrespirable ?

Pourquoi ne pas simplement faire une marche digestive sur le parking ?

« Veux-tu voir les locaux du Samu ? » me balança mon compagnon de restauration, me sortant d'un flot de questions pas vraiment existentielles.

-Comment ça ? On n'y travaille pas...?

-Si, si. Mais c'est la régul'.

Là je te propose de voir les ambulances, les médecins en attente d'intervention, les infirmiers, les ambulanciers. Le Samu quoi !

-Carrément ! J'suis bien curieux de découvrir tout ça ! »

On arrivait donc devant un préfabriqué, jouxtant le parking rémunérant Vinci.

Je découvrais un lieu où différentes ambulances dormaient, attendant l'intervention, l'appel qui pourrait les réveiller.

« Voici l'ambulance « classique » ! Celle qui sert à se rendre sur les « inter ». Le « kiffe » des ambulanciers est de pouvoir griller les feux rouges. »

J'observais avec attention cette voiture armée de gyrophare, aux couleurs criardes de rouge, de bleu. Plaqué sur le capot, un logo du Samu d'un bleu nuit agrémenté de quelques fioritures rouges et autres. Il possédait un coffre rempli d'ustensiles médicaux.

« Ça c'est l'ambulance bariatrique.
-Bariatrique ? demandais-je naïvement.
-C'est un véhicule spécialement adapté aux personnes obèses.
-D'accord... Il sert souvent ?
-Pas tant ! Seulement quant on a des personnes trop corpulentes.
Et là, dans le coin c'est l'ambulance pédiatrique. Spécialement adaptée aux nourrissons : couveuses et autres jouets en remplissent le véhicule. »

Après avoir visité le parking, il me fit rentrer dans le lieu d'attente de l'équipe médicale.
Un salon, à proprement parler, arborant fièrement quelques canapés et fauteuils face à une télé. Rien ne valait que attendre en images.
Rien ne valait de rester branché sur les chaînes

d'info continue.

Certains tentaient une sieste dans une position qui laissé paraître une certaine souplesse.

Dans l'angle, un coin cuisine. Vraiment un coin. De quoi faire réchauffer quelques plats et une table pour les déguster.

La déco était sommaire, mais plus gaie, d'une certaine façon, que celle de la régul'.

Le must : deux portes fenêtres !

Un ambulancier à l'accent bien prononcé, arriva en tenue blanche, t-shirt rentré, le caducée sur le cœur. Il nous proposa de s'improviser guide des locaux.

Pourquoi refuser ?

Il n'y avait plus rien à voir au « salon » , il nous dirigea vers les deux dernières pièces du rez-de-chaussée. Un local, de la taille d'un placard, où les bips pouvaient recharger au calme, ainsi qu'un fax annonçant les coordonnées de l'intervention et un panel de cartes pour pouvoir se repérer et y accéder. L'ambulancier était finalement une sorte de géographe, couplé d'un pilote. En suivant il nous emmena dans la pièce d'à côté. Lieu de tous les ustensils médicaux. Tout y dormait, des aspirateurs de mucosités aux seringues, des médicaments calmants aux pansements.

Après avoir admiré ce placard immense empli de matériel, l'ambulancier nous fit signe de le suivre le long d'un escalier métallique.

Arrivé au premier étage du préfabriqué, il nous fît visiter quelques chambres.

Entre étroitesse et promiscuité, ce lieu de repos était des plus sommaires. L'on ne pouvait rien faire à part s'y reposer.

Au milieu de tout ça, je percevais le bureau de leur cadre.

Un lieu encore plus serré, un bureau invisible sous l'amoncellement de dossiers, où les papiers avaient la liberté de voler au gré des courants d'air.

Je remarquais dans le fond un support où reposait un katana. Pourquoi pas...

Le tour du propriétaire était assez rapide. On ne pouvait s'y perdre.

De retour dans l'entre-deux étages, de retour dans cette zone sans esthétisme, sans air, sans âme, sans vie, assez représentatif de l'hôpital, en fin de compte, un lieu où la vie ne fait que passer.

C'est dans cet entre-deux et entre deux boutades sur la cigarette qu'une conversation en chassant une autre, je découvrais la réelle motivation de certains médecins (libéraux, pas ceux de l'hôpital) à venir régulièrement prêter main forte au Samu.

Les médecin du Centre 15 aimaient bien venir ici, pour la paye plus que pour l'humanité. Ils étaient grassement payés.

Le jour : 3 fois le prix d'une consultation pour une heure travaillée.

La nuit, ainsi que les jours fériés : 5 fois le prix d'une consultation.

Voilà pourquoi certains aimaient prendre des gardes de dix heures, surtout la nuit ou le week-end. Si j'ouvrais l'œil je croiserai toujours les mêmes -et ce fut vrai !-

Ce n'étaient pas des libéraux pour rien...

Ma clope s'éteignait doucement, ne rendant vie que par une frêle fumée s'échappant du cendrier. Je passais devant le bureau du cadre. Le cadre de santé avait le nez plongé dans des papiers, il stabilotait ce qui ressemblait au planning. Vérifiant sans doute le travail effectué par un ARM désigné ou autoproclamé « responsable planning ».

Pendant le temps qu'il bûchera sur le planning, il n'aura pas à prendre d'appels, se sentant investi d'une mission supplémentaire.

Un nouveau rôle « sur-mesure » ou un échappatoire ?

Plus de responsabilité pour l'ARM, moins de travail pour le cadre.

Une tasse de café et nous étions de retour pour reprendre nos postes.

La pause avait duré quarante-cinq minutes.

Comme chaque jour.

5

12h45

-Allô, le Samu ?

-Le Samu, bonjour.

-Alors en fait, j'ai pris plein, plein de médocs parce que j'avais mal aux dents depuis plusieurs semaines. Et en fait aujourd'hui, mes tatouages sont tous boursouflés, surtout sur le contour. Est-ce qu'il y a un lien entre le mélange de médicaments et les boursouflures ?

***

-Allô, le Samu ?

-Le Samu, je vous écoute.

-J'ai touché une salamandre. Je suis allé me renseigner sur internet et ils disent que c'est toxique, du coup je ne suis pas allé travailler parce que j'ai mal au ventre.

***

-Allô, le Samu ?

-Le Samu, bonjour. Dites moi, ce qui vous arrive ?

-Ma fille a bu une pipette de sérum physiologique ! Qu'est ce que je dois faire ?

***

-Allô, le Samu ?

-Le Samu, bonjour. Pourquoi appelez-vous ?

-J'ai un moustique dans ma chambre et je le trouve gros.

-Vous vous êtes fait piquer ?

-Non ! Pas du tout, mais je voulais savoir a quoi ressemble un moustique tigre ?

***

-Allô le Samu ?

-Le Samu, bonjour. Qu'est-ce qui vous arrive ?

-En fait, j'ai bu une bouteille d'eau minérale périmée depuis 10ans.

-Avez vous des douleurs quelque part ?

-Non, rien du tout. Faut dire que la bouteille était scellée mais périmée depuis 10 ans...

***

-Allô, le Samu ?

-Le Samu, bonjour.

Après avoir posé différentes questions pour débuter la création du dossier médical, j'ajoutais :

- Avez vous des problèmes de vue ?

-Je suis myope, hypermétrope, un peu astigmate et en plus j'y vois mal

***

-Allô, le Samu ?

-Le Samu, bonjour. D'où m'appelez vous ?

-De mon téléphone

-...

***

-Allô, le Samu ?

-Le Samu, je vous écoute

-Voilà, je fais de la peinture et là sur le pot je lis « nocif pour les organismes aquatiques ».

Ça peut être nocif pour mes poissons vu que j'ai un aquarium ?

***

-Allô, le Samu ?
-Le Samu, bonjour
-J'ai avalé du détartrant, il y a 24 heures, et là j'ai l'impression d'avoir les dents toutes molles, c'est normal ?

***

-Allô, le Samu ?
-Le Samu, bonjour. Qu'est-ce qui vous arrive ?
-Je perds du sang pendant mes règles, c'est normal ?

***

-Allô, le Samu ?
-Le Samu, oui, je vous écoute
-J'ai comme des papillotes devant les yeux...

***

-Allô, le Samu ?
-Le Samu, bonjour
-Je vous appelle pour vous signaler un accident.
-Quel accident ?
-Il y a une voiture sur le toit, là.

-Est-ce qu'il y a des blessés ?

-Non, les gens sont sortis, mais la voiture va être difficile à sortir...

-Pourquoi ça...?

-Elle se trouve sur le toit de ma maison.

***

-Allô, le Samu ?

-Le Samu, bonjour. Qu'est ce qui se passe ?

-J'ai un voisin qui n'est pas bien

-Ah et qu'est ce qui lui arrive ?

-Il me vole mon crédit téléphone

***

-Allô, le Samu ?

-Le Samu, bonjour. Qu'est ce qui vous arrive ?

-Il se passe une chose étrange

-Quoi ?

-J'ai comme l'impression que mes montres et mes pendules se cassent subitement.

-Ah...

-Voilà c'était pour vous informer et vous dire de faire attention.

-Merci à vous !

***

-Allô, le Samu ?
-Le Samu bonjour.
-Bonjour, je vous appelle car je trouve que mon bébé pète beaucoup.
-Et ça vous inquiète ?
-Un peu. Moi, je pète 2-3 fois par jour, lui plus du double. Est-ce grave ?

***

-Allô, le Samu ?
-Le Samu bonjour
-Bonjour, quand je vais à la selle, je trouve que ça sent la merde. Est-ce normal ?

***

-Allô, le Samu ?
-Le Samu bonj...
-VITE ! Envoyez des secours, mon enfant ne respire plus, il est en train de mourir !
La dame raccroche subitement.
Je tente un contre-appel, plusieurs même, rien.
Vu que je ne pouvais avoir aucune réponse, j'en-

voyais dans le doute et par précaution, les pompiers. Au bout de quelques essais infructueux, j'arrivais, enfin, à récupérer la dame en ligne.

-Madame, c'est le Samu, les secours sont partis, veuillez répondre à mes questions, c'est important, ça peut nous faire gagner du temps.

Que s'est-il passé ? Comment est votre enfant ? Quel âge a-t-il ?

-Ce n'est pas mon enfant, c'est mon Yorkshire, mais c'est comme mon enfant...

***

-Allô, le Samu ?

-Le Samu bonjour

-Bonjour, je suis seul et j'aimerais seulement que l'on me souhaite mon anniversaire...

-Bon anniversaire !

-Merci !

***

-Allô, le Samu ?

-Le Samu bonjour, qu'est ce qui vous arrive ?

-J'ai peur que ce week-end soit trop long

-Trop long ?

-Oui, avec ce lundi de Pâques, le week-end est plutôt long...

***

-Allô, le Samu ?
-Le Samu bonjour. Je vous écoute.
-J'ai mangé une glace au petit et je ne sais pas pourquoi j'ai très mal au ventre maintenant. Le petit n'a jamais eu mal au ventre après avoir mangé une glace.
-Heu...
-Pourquoi, moi j'ai mal au ventre alors que des fois il en mange plusieurs...?

***

-Allô, le Samu ?
-Le Samu bonjour.
-Bonjour, vous pouvez me prêter votre carte vitale.
-Ma carte vitale...?
-Oui, j'ai une infirmière qui doit passer et je n'en ai pas...

***

-Allô, le Samu ?

-Le Samu, bonjour.

-Oui... Oui... Continuez de me parler.

-Pardon ?

-Ne vous arrêtez pas ! Continuez ! Je viens...

-Pourquoi appelez vous ? Qu'est-ce qui vous arrive ?

-Oh oui ! N'arrêtez pas ! C'est bon !

Je commence à comprendre ce que trafiquait l'interlocuteur.

-Allez continuez à me parler ! Que c'est bon ! Oh oui ! Je viens !

Je raccroche à temps.

Lui évitant de jouir au son de ma voix. Il n'aura pas ce plaisir...

***

-Allô, le Samu ?

-Le Samu, bonjour. Je vous écoute.

-J'aimerais faire quelque chose pour ma mère, ça ne peut plus durer.

-Pourquoi ? Qu'est ce qui lui arrive ?

-En 40 ans, elle ne m'a jamais payé le coiffeur

-Ah...

-Votre mère vous a déjà payé le coiffeur ?

-Heu... Oui...

-Oh... Elle est bien gentille votre mère ! J'aimerai bien l'avoir...

***

-Allô, le Samu ?

-Le Samu bonjour. Alors, qu'est ce qui vous arrive ?

-Je faisais du thé et je me suis gravement brûlé

-Directement avec l'eau bouillante ou un peu refroidie ?

-Ébouillantée !

-Ah... Et quelle partie du corps vous êtes vous ébouillantée ?

-Mes testicules

***

-Allô, le Samu ?

-Le Samu, oui, je vous écoute.

-Alors, avec mon ami on s'est dit qu'on allait profiter du soleil pour faire une sieste.

-Une sieste ?

-Oui... Crapuleuse, forcément.

-Forcément...

-On s'est rendu au parc municipal et on a trouvé un endroit tout a fait approprié. A proximité d'un joli parterre de fleurs.

-D'accord...

-Là, on a eu l'idée de se glisser des fleurs dans la verge. Vous voyez par l'urètre.

-Je vois... Enfin j'imagine...

-Mais délicatement je vous rassure.

-Vous me rassurez...

-Malheureusement, il y a un bouton de fleur qui s'est cassé et la tige est resté coincé dans mon ami.

-Ah !

-On a tout tenté pour la retirer. J'ai même essayé de l'aspirer, rien n'y fait.

Connaissez-vous un médecin spécialisé ?

***

-Allô, le Samu ?

-Le Samu bonjour

-Oui, j'aimerais me plaindre de *La Redoute*

-Ah... et pourquoi ?

-J'étais mannequin et ils m'ont remplacé par Noémie Lenoir.

-Ah...
-En même temps, je ne peux m'en prendre qu'à moi-même. J'ai un penchant pour le chocolat et j'ai surement pris quelques kilos...

Sachant que l'appelante était une dame de 70 ans, je doutais de la véracité de ces propos. Forcément...?

***

-Allô, le Samu ?
-Le Samu, bonjour
-Je viens de découvrir à la télé qu'on avait une thyroïde.
-Ah oui...
-J'aimerais savoir à quoi ça sert. Ils l'ont pas dit à la télé...

***

-Allô, le Samu ?
-Le Samu, bonjour. Expliquez moi pourquoi vous nous appelez ?
-J'ai chuté en vélo
-Il y a combien de temps ? Vous êtes blessée ?

-Il y a 16 ans. Je me suis fait mal, oui. D'ailleurs, j'aimerais bien qu'on m'aide à retirer mon pansement. Je l'ai toujours.

-Depuis 16 ans ?

-Et vous pouvez m'aider à aimer Jean-Louis ?

-Qui est Jean-Louis ?

-En fait, ça m'arrangerait pour me marier.

-Vous marier ?

-Oui, car ma télévision se moque de moi. A force d'être célibataire...

-La télé se moque... ?

-Et vous pouvez m'aider pour Jean-Louis ? Je n'ose pas faire le premier pas, forcement il a une voiture...

-Forcément...

-Bon, je vais prendre un bain et je vous laisse décider d'une stratégie...

-A plus tard Madame...

***

-Allô, le Samu ?

-Le Samu, bonjour. Pourquoi pleurez-vous ?

-Mon chat est mort !

-Oh... Et qu'est ce que je peux faire pour vous aider ?

-C'était mon unique ami !
-Oh...
-J'ai voulu le rejoindre
-Quoi ?
-Oui, me suicider pour le rejoindre !
-Et qu'avez vous fait ?
-J'ai essayé de me gazer
-Pardon ?
-Avec ma bombe lacrymo. Vous pouvez m'aider, ça me brûle les yeux !

***

-Allô, le Samu ?
-Le Samu, oui
-J'appelle pour ma copine en fait...
-D'accord
-On jouait et j'ai coincé le savon
-D'accord... Où est coincé le savon ?
-Dans son vagin...

***

-Allô, le Samu ?
-Le Samu bonjour
-Ça me brûle au niveau du vagin

-Subitement ou vous avez fait quelque chose de particulier ?

-Je me masturbais et j'ai fini par utiliser un objet

-OK.... Et qu'avez vous utilisé ?

-Un citron

-Un citron ?

-Enfin pas tout à fait, il ne m'en restait qu'un demi au frigo

-Et vous l'avez encore ?

-Oui, je n'arrive pas à le ressortir et ça me brûle de plus en plus.

***

-Allô, le Samu ?

-Le Samu, bonjour

-Oui. Heu... Comment vous dire ? Je suis enfermé.

-Quoi ? Où ça ?

-Dans mes toilettes

-Vous n'êtes pas blessé ?

-Non

-Pourquoi vous n'appelez pas un serrurier ou un proche ?

-Vous n'êtes pas un service d'urgence ?

***

-Allô, le Samu ?

-Le Samu, bonjour. Pourquoi appelez-vous ?

-Je suis COCU !

-Ah... Heu... Navré pour vous.

-C'est fini, fini !

-Qu'est-ce qui est fini ?

-TOUT ! Mon couple, ma vie. Je vais en finir !
C'était pour vous prévenir !

Il raccroche.

Je rappelle. Il décroche.

-Monsieur, je comprends votre douleur. Mais
faut-il en arriver à de telles extrémités ?

-Vous avez sans doute raison...

-Qu'avez-vous fait pour tenter d'en finir ?

-J'ai pris des médicaments avec de l'alcool.

-Ah ! Vous avez beaucoup consommé ?

-Deux bières

-Et qu'avez vous pris comme médicaments ?

-Trois comprimés de paracétamol

***

-Allô, le Samu ?

-Le Samu, je vous écoute

-En ce moment je fais toujours le même rêve

-D'accord... Et qui est ?

-Je rêve que je commets un meurtre en Hongrie.

-Un meurtre ? En Hongrie ?

-Ce qui est bizarre, c'est que je n'ai jamais tué personne et que je ne suis jamais allé en Hongrie. Vous pouvez m'aider à comprendre ?

***

-Allô, le Samu ?

-Le Samu, bonjour. Qu'est-ce qu'il se passe ?

-Je suis surveillant d'un lycée et je vous appelle à propos d'un élève.

-Très bien. Que pouvez-vous me dire sur lui ?

-Heu... Il va avoir 18 ans, il est lycéen.

-Oui... Mais sur son état, ses symptômes. Qu'est-ce qui lui arrive ?

-Il a pris une cuite

-Ah... Est-il conscient ou en coma éthylique ?

-Conscient, mais vraiment très alcoolisé. Je ne crois pas avoir été déjà si saoul...

-D'accord... Est-il blessé ?

-Je ne suis pas sûr, mais il semblerait que oui.

-Semblerait ? Comment ça ?

-Il se plaint du cul.

-Du cul ?

-Oui, il répète qu'il s'est fait sodomiser.

-Volontairement ou il se serait fait violer ?

-C'est difficile de communiquer avec lui.

-Oui, il est alcoolisé

-Oui et en plus il est handicapé.

-Handicapé ?

-Oui, handicapé, alcoolisé et sodomisé.

***

-Allô, le Samu ?

-Le Samu, bonjour

-Vous pouvez envoyer une équipe s'il vous plaît ?

-Pourquoi ? Qu'est ce qui vous arrive ?

-Je n'arrive pas a mettre mes chaussures

***

-Allô, le Samu ?

-Le Samu, bonjour. Qu'est-ce qui...

-Oui, c'est la police.

-Bonjour la police.

-Je vous appelle pour vous prévenir qu'il y a une femme de 48 ans, très alcoolisée, qui erre à proximité de la voie rapide.

-D'accord... J'envoie les pompiers en direct.

-Merci !

-C'est normal.

-Ah encore une chose

-Oui...

-Elle est nue

***

-Allô, le Samu ?

-Le Samu, bonjour.

-Bon... Bonjour...

-Bonjour. Qu'est-ce qui vous arrive ?

-Je... Je ne sais pas

-Ok. Vous avez mal quelque-part ?

-Ou... Oui...

-Et où ça ?

-Au... Au ventre...

-Depuis longtemps ?

-Dep... Depuis ma cirrhose...

-Ah... Et qu'est qui vous a donné mal au foie, cette fois-ci ?

-La bi... Bière...

-Vous en avez bu combien ?

-Si... Si... Si... Six...

-Ah. C'est peut-être pour ça que vous avez mal au ventre...

-NON ! NON ! Ce n'est pas possible d'être ma-
lade avec seulement si... six... bi... bières !
-Hum... Et pourquoi ?
-Je suis un homme, un vrai, moi !
Je suis tatoué, j'ai fait l'armée ! Je sais me battre !
Je ne peux pas être bourré avec six bières.
Je l'entendais vomir au téléphone.

***

-Allô, le Samu ?
-Le Samu, bonjour
-Oui, je me suis planté une épine de rose dans le
doigt
-Vous l'avez retirée ?
-Pas encore, je ne sais quel doigt a été piqué avez
vous une technique pour le trouver ?

***

-Allô, le Samu ?
-Le Samu, bonjour. Pourquoi appelez-vous ?
-Je veux porter plainte contre Sarkozy !
-Ah... Et pourquoi ?
-Je n'en peux plus de cette « société de merde »
et tout est de sa faute.

-Tout est de la faute à Sarkozy ?

-OUI ! Sarko et sa femme. Charles Bruni !

-Heu... Carla, non ?

-Vous pouvez m'aider à faire la révolution dans l'hôpital ?

-La révolution ? Vous travaillez à l'hôpital ?

-Oh non. Je suis patiente.

-Ah. Dans quelle service ?

-Dans l'unité psy

***

-Allô, le Samu ?

-Le Samu, bonjour. Qu'est-ce qui vous arrive ?

-Connaissez-vous la loi cosmique ?

-Heu... Non.

-C'est très simple ! Voyez vous, j'ai 82 ans, j'ai été condamné trois fois a mort et je suis toujours en vie.

-D'accord...

-C'est bien la preuve d'une loi cosmique. Non ?

-Sûrement...

-Vous voulez une autre preuve ?

-Heu...

-Pendant que j'étais dans le coma, il m'arrivait d'appeler mon mari pour qu'il m'aide à me réveiller.

-...

-Et aujourd'hui, je vous parle, c'est que j'ai réussi à me réveiller.

C'est bien la preuve qu'il existe une loi cosmique !

***

-Allô, le Samu ?
-Le Samu, bonjour.
-Bonjour. J'ai une question.
-Je vous écoute.
-Est-ce normal de cracher de la colle quand on tousse ?

***

-Allô, le Samu ?
-Le Samu, bonjour
-J'ai comme une gène dans la gorge. ça me pique.
-D'accord, ça vous pique depuis longtemps ?
-Oh non, depuis que j'ai mangé du hérisson. Midi quoi...

***

-Allô, le Samu ?

-Le Samu, bonjour. Pourquoi appelez-vous ?

-J'ai des diarrhées, c'est affreux.

-Rassurez vous Monsieur, ça arrive à beaucoup de monde.

-Oh non, là ça n'arrête pas de couler. J'ai l'impression que ma tête est partie avec...

***

-Allô, le Samu ?

-Le Samu, bonjour

-C'est étrange depuis un moment je sens mon cœur battre

-Il bat fort ? Il bat vite ?

-Pas du tout, mais je ne l'avais jamais entendu battre avant...

***

-Allô, le Samu ?

-Le Samu, bonjour

-Bonjour... Je ne sais pas comment faire.

-Qu'est ce qui vous arrive dites-moi ?

-Je suis en vacances depuis 3 jours et je n'en profite pas

***

-Allô, le Samu ?
-Le Samu bonjour
-J'ai très mal au mollet
-Qu'est ce qui s'est passé ?
-Je me suis mutilé !
-Mutilé ?
-Oui, je me suis griffé le mollet car mon fils a refusé de m'amener au supermarché

***

-Allô, le Samu ?
-Le Samu, bonjour
-J'ai oublié de remonter mon réveil et je crois que je suis en retard. Vous avez l'heure ?

***

-Allô, le Samu ?
-Le Samu, bonjour
-J'ai oublié mon tampon
-Ça fait combien de temps ?
-3 jours
-3 jours ?! Ça commence à faire long.

-Oui et en plus j'crois qu'il est bloqué, j'arrive plus a le sortir...

***

-Allô, le Samu ?
-Le Samu, bonjour
-Je suis sûre qu'on a mis du poison dans le foie de volaille que j'ai mangé
-Qu'est ce qui vous fait dire qu'il était empoisonné ?
-Il n'avait pas le goût du foie de volaille
-Ah oui ?
-Oui ! Il avait plutôt le goût du foie de veau

***

-Allô, le Samu ?
-Le Samu, bonjour
-J'ai des douleurs au vagin
-Qu'est ce qui vous êtes arrivé ?
-Je suis tombée sur le gode de ma mère

***

-Allô, le Samu ?

-Le Samu, bonjour

Une petite voix fluette résonne dans le combiné.

Un garçon de 10 ans appelait.

-Je saigne du nez

-Ah ! Qu'est ce qui s'est passé ?

-Je me suis curé le nez. Trop fort...

Derrière sa mère le gronde, lui dit d'arrêter d'appeler les pompiers, le SAMU, SOS Médecin, tout le monde...

Elle lui ordonne de raccrocher. Il s'exécute...

***

-Allô, le Samu ?

-Le Samu, bonjour

-Je me suis fait jeter

-Pardon ? Jeter d'où ?

-Mon copain m'a quittée !

-Ah, malheureusement ce sont des choses qui arrivent. Vous avez 15 ans, vous devriez vous en remettre.

-Non, je ne veux pas. J'ai cherché à me suicider

-Quoi ? Et vous avez fait quoi ?

-Je me suis taillé les veines

-Quoi ? Avec quoi ? Quand ?

-Avec le gratte-gratte de l'éponge, mais ça n'a

rien fait...

***

-Allô, le Samu ?
-Le Samu, bonjour. Qu'est-ce qu'il se passe ?
-Venez vite mon mari a fait un malaise !
-Ah et où êtes vous ?
-Au bord d'un chemin, il a voulu faire caca dans un fossé, il a trop poussé et a fait un malaise

***

-Allô, le Samu ?
-Le Samu, bonjour
-Je vous appelle pour dire que tout va bien !
-Ah ! Tant mieux !

***

-Allô, le Samu ?
-Le Samu ! Bonjour !
-J'aimerai connaître votre adresse pour vous en-voyer des gâteaux...

***

-Allô, le Samu ?
-Le Samu, bonjour
-Je trouve que j'ai le sexe très rouge
-Subitement ou ça fait plusieurs jours ?
-Non, ça vient de se produire
-Vous avez fait quelque chose de particulier ?
-J'ai du me masturber une dizaine de fois...

***

-Allô, le Samu ?
-Le Samu, bonjour
-J'ai envie de me défoncer
-Vous défoncez ?
-Oui, me droguer quoi !
Vous devez bien avoir des coordonnées pour le faire facilement ?

***

-Allô, le Samu ?
-Le Samu, bonjour
Après avoir posé différentes questions d'usage, je demande :
-Quels sont vos antécédents médicaux ?
-Le tennis

***

-Allô, le Samu ?
-Le Samu, bonjour
-Ma voiture fait un drôle de bruit, c'est possible qu'elle soit piégée ?

***

-Allô, le Samu ?
-Le Samu, bonjour
-J'aimerais savoir ce que je fais là ?
-Comment ça ?
-Je suis alsacien
-Oui et ?
-Qu'est ce que je fais là ?
J'habite Mulhouse et je suis à plus de 700 km de chez moi...

***

-Allô, le Samu ?
-Le Samu bonjour. Pourquoi pleurez vous ?
-Le président ne veut pas devenir mon ami Face-book...

***

-Allô, le Samu ?

-Le Samu, bonjour. Qu'est-ce qui vous arrive ?

-J'aimerais sortir. On pourrait sortir tous les deux ?

-Tous les deux ?

-Oui !

-Pourquoi moi ?

-Vous êtes gentil

-Gentil ?

-A l'hôpital psy, ils ne sont pas gentils.

-Ah bon ?

-Pas gentils du tout. Rendez-vous compte, ils me donnent des médicaments que je ne veux pas.

-Vous n'en voulez pas et ils vous les donnent quand même.

-Oui. Ils sont méchants, hein ?

En plus, les médicaments me font boiter.

-Boiter ?

-Oui ! Mais rassurez-vous, ça ne m'empêchera pas de sortir avec vous !

-Ah...

-Alors que diriez-vous de faire un ciné-macdo ?

***

-Allô, le Samu ?

-Le Samu, bonjour
-Bonjour...
-Pourquoi appelez vous ?
-Les portes de ma résidence font des courants
d'air.
-Des courants d'air ?
-Oui ! J'ai peur de m'enrhumer...

***

-Allô, le Samu ?
-Le Samu, bonjour. Qu'est-ce qui vous arrive ?
-Je me suis coupé un ongle.
-D'accord. Ça saigne ?
-Oh non, mais j'avais une question.
-Dites moi.
-Pensez vous qu'il peut s'infecter si je fais la
vaisselle ?

***

-Allô, le Samu ?
-Le Samu, bonjour. Qu'est-ce qu'il se passe ?
-J'arrive plus à ouvrir mon œil.
-Que vous est-il arrivé ?
-Un combat de territoire !

-Un combat... de territoire ?
-Ouais ! J'suis SDF !
Et chaque nuit, on se bat pour avoir un endroit
où dormir et là j'me suis fait avoir.

***

-Allô, le Samu ?
-Le Samu, bonjour
-Je pense qu'une mouche vit dans mon ventre.
-Une mouche ? Dans votre ventre ?
-Oui je reconnais le bruit.

***

-Allô, le Samu ?
-Le Samu, bonjour
-Dites moi la poste refuse d'ouvrir, est ce qu'on
peut savoir pourquoi ?

***

-Allô, le Samu ?
-Le Samu, bonjour
-J'ai presque plus d'unités.
-D'unités ? Vous appelez d'une cabine télépho-

nique ?

-Oui. Est-ce que vous pouvez appeler un pote pour moi ?

***

-Allô, le Samu ?

-Le Samu, bonjour

-Je sors de soirée *fist-fucking*.

-Et...?

-Et il ne faut surtout pas que ma femme le sache

-Il y a le secret médical rassurez vous

-Très bien, alors j'ai essayé pour la première fois le pommeau de douche

-D'accord...

-Et ça n'arrête pas de saigner depuis que je l'ai retiré. J'ai l'impression que ça sort en jet. Comme si mon trou de balle était en flammes...

***

-Allô, le Samu ?

-Le Samu, bonjour

-Je vous appelle pour ma fille

-Comment s'appelle-t-elle ?

-Je vous donne tous ses prénoms ?

***

-Allô, le Samu ?
-Le Samu, bonjour
-J'ai mangé des olives périmées depuis 2 mois
-Quand les avez-vous mangée ?
-Je ne sais plus quand...

***

-Allô, le Samu ?
-Le Samu, bonjour
-Une question
-Oui
-Le chocolat est-il toxique ?

***

-Allô, le Samu ?
-Le Samu, bonjour
-J'ai des crampes au ventre
-Je vais vous mettre en relation avec un médecin.
-Attendez !
-Oui...
-J'ai aussi beaucoup de matières fiscales...

***

-Allô, le Samu ?
-Le Samu, bonjour
-Je ne suis pas tombé mais presque...

***

-Allô, le Samu ?
-Le Samu, bonjour. Pourquoi appelez-vous ?
-Je suis centenaire depuis peu.
-Oh. Félicitations !
-Oh non ! Gardez ça pour vous !
-D'accord...
-Maintenant que je suis centenaire, j'en ai marre !
J'ai envie de mourir !
-De mourir ?
-Oui. J'aimerais de la morphine, de l'héroïne ou
un opiacé pour pouvoir mourir d'une overdose...

***

-Allô, le Samu ?
-Le Samu, bonjour.
Pourquoi pleurez-vous ? Qu'est-ce qu'il se
passe ?
-Avec mon petit ami, on a rompu.

-Oh. Et vous supportez mal la rupture ?

-Non. C'est moi qui ai rompu. Il était trop mou, trop collant, horrible quoi.

-Et vous appelez pour lui ? Il ne va pas bien ?

-On a rompu par webcam.

-Ah...

-Il n'a pas supporté. Il est parti chercher le fusil de son père et s'est tiré une balle dans la tête.

-QUOI ?

-J'ai tout vu. Horrible ! Il y en avait partout... J'ai l'impression d'en avoir reçu.

***

-Allô le Samu ?

-Le Samu, bonjour. Qu'est-ce qu'il se passe ?

-C'est pour ma collègue.

-Que lui arrive-t-il ?

-Elle a tenté un truc avec de l'acide.

-De l'acide ? Quel acide ?

-De l'acide sulfurique

-J'imagine qu'elle s'est brûlée, non ?

-Oui. Elle est gravement brûlée !

-D'accord. J'envoie les secours et dites moi en attendant les parties qui ont été touchées.

-Ses yeux !

***

-Allô, le Samu ?
-Le Samu, bonjour.
-VITE !
-Vite ?
-Ma copine est tombée ! Elle saigne ! Elle ne bouge plus !
-J'envoie des secours tout de suite. Maintenant que les secours sont partis, veuillez m'en dire plus.
-On a bu. Beaucoup trop bu.
-Bien. Et où est-elle blessée ?
-Elle a chuté dans les escaliers !
-A quel endroit est-elle blessée ?
-J'ai l'impression que je vois sortir ses côtes...

***

-Allô, le Samu ?
-Le Samu, bonjour. Que se passe-t-il ?
-Je viens de retrouver ma mère inconsciente.
-J'envoie des secours et je récupère des informations complémentaires en suivant.

-Très bien.

-Dites moi ce qu'il s'est passé ?

-J'ai reçu un message de ma mère. Elle menaçait de se suicider.

-Ensuite ?

-Je me suis rendu directement sur place. Je l'ai retrouvé par terre, avec toutes les boites de somnifère sur la table, ainsi qu'une bouteille d'eau de javel vide et de la mort aux rats.

***

-Allô, le Samu ?

-Le Samu, bonjour.

-Les pompiers !

-Bonjour, les pompiers.

-Bonjour. Pour vous prévenir qu'on part en intervention à la demande d'un maire.

-Ah. Et que c'est-il passé ?

-Un passant a retrouvé un homme pendu à un arbre en forêt.

-Pendu en forêt ?

-Ouais. Le corps commence a être mangé par les corbeaux. Ça doit faire un moment qu'il est là...

***

-Allô, le Samu ?

-Le Samu, bonjour. Qu'est-ce qu'il se passe ?

-J'appelle pour moi

-Que vous est-il arrivé ?

-Je bricolais. J'ai trifouillé mon chalumeau. En dévissant la bobine de gaz, la bouteille s'est enflammée.

-OK... Êtes-vous blessé ?

-Je suis complètement brûlé ! Mon visage, mon crâne, mon cou, mes sourcils, mes cheveux, mon nez, mes oreilles, TOUT !

-Je vous envoie des secours. On va s'occuper de vous.

-Dépêchez vous je ressemble à une mosaïque.

***

-Allô, le Samu ?

-Le Samu, bonjour. Vous appelez pour vous ?

-Non, j'appelle pour ma femme.

-Que lui est-il arrivé ?

-L'étang était gelé, elle a voulu faire des glissades.

-Elle est tombée ?

-Oui ! Dans l'étang ! La glace a cédé !

***

-Allô, le Samu ?

-Le Samu, bonjour. Qu'est-ce qui vous arrive ?

-C'est pour mon fils !

-Que lui arrive-t-il à votre fils ?

-Il est dépressif.

-Ah...

-Il a pris un couteau

-Il a voulu se suicider ?

-Oh non. Enfin je ne crois pas.

-Il vous menace avec le couteau ?

-Oh non. Il s'est coupé la gorge et le ventre.

-Quoi ? Il est conscient ?

-Oui, oui. Mais il se frotte sur moi maintenant. J'ai du sang partout et c'est vraiment dégoûtant...

***

-Allô, le Samu ?

-Le Samu, bonjour. Dites moi ce qu'il se passe ?

-On est au poney-club !

-D'accord et que se passe-t-il ?

-Une petite de 4 ans a chuté de poney

-OK. Elle est consciente ?

-Je ne sais pas, je ne vois pas. Mais elle s'est fait piétiner par le poney. C'est horrible ! Elle ne réagit plus !

***

-Allô, le Samu ?

-Le Samu, bonjour. Calmez-vous et essayez de me dire ce qu'il se passe.

-On prenait l'apéro chez un copain.

-Il a trop bu ?

-Non. Oui. Enfin ce n'est pas pour ça...

-Dites moi

-La musique était trop forte et le voisin est venu plusieurs fois se plaindre. Une fois il est descendu et une violente dispute a éclaté entre le voisin et mon pote.

-D'accord... Ensuite.

-Le voisin est revenu et lui a planté un katana dans le ventre.

-Un katana ?

-Oui ! On a vu la lame sortir par derrière, comme dans *Kill Bill*...

***

-Allô, le Samu ?

 -Le Samu, bonj...

-Les pompiers.

-Je vous écoute.

-On est parti sur une maison en feu.
-OK, c'est noté.
-Notre équipe est déjà sur place.
-D'accord. Des blessés ?
-C'est bizarre.
-Comment ça ?
-Il y a deux cadavres.
-Deux cadavres ?
-Un homme de 24 ans avec une balle dans la tête et un homme de 35 ans avec également une balle dans la tête.

***

-Allô, le Samu ?
-Le Samu, bonjour. Que se passe-t-il ?
-Horrible ! C'est horrible ! Quelqu'un s'est jeté sur les rails.
-Il s'est suicidé ?
-Oui. Enfin il a tenté.
-Tenté ? Comment ça ?
-Quand le train est arrivé, il s'est jeté.
-Est-il toujours en vie...?
-Oui... Il parle. Il discute avec les gens autour.
-Il discute ?
-Oui... Il a l'air serein.

-Serein ?

-Il fait des blagues. Il raconte qu'il ne sent plus ses jambes, que ce n'est pas le pied de se trouver là...

***

-Allô, le Samu ?

-Le Samu, bonjour. Pourquoi appelez-vous ?

-Pour mon père !

-Qu'est-ce qu'il lui arrive ?

-Je suis allé le voir comme d'habitude.

-Et...?

-Il s'est suicidé !

-Suicidé ? Dans quel état est-il ?

-Il a voulu se mettre une balle avec son fusil de chasse !

-Oh ! Je vais vous envoyer des secours ! Vous pouvez vous approcher ? Me dire s'il est décédé ?

-Il ne l'est pas !

-Il n'est pas mort ?

-Non ! Mais c'est horrible, il n'a plus de mâchoire !

-Plus de mâchoire ?

-Il s'est raté ! Il essaie de parler, je ne comprends rien à ce qu'il me dit !

***

-Allô, le Samu ?
-Le Samu, bonjour.
-Oui, bonjour. C'est le Docteur *******
-Bonjour Docteur. Vous voulez une ambulance ?
-Non, non ! Je vous appelle pour vous prévenir d'un décès.
-D'un décès ?
-Oui pour un patient en phase terminale de cancer.
-Ah ! C'est dur !
-Il n'est pas mort de ça. Il a préféré mettre fin à ses jours. Je l'ai retrouvé, lors de ma visite, enfermé dans sa voiture.
-Enfermé dans sa voiture ?
-Il s'est suicidé par gaz d'échappement !
-Wouah ! C'est horrible !
-Ouais ! Surtout qu'il lui restait une semaine à vivre...

***

-Allô, le Samu ?
-Le Samu, bonjour. Que vous arrive-t-il ?
-J'appelle pour un employé.

-Très bien. Que lui est-il arrivé, à votre employé ?

-Il est monté dans la cuve à vin qui semblait bouchée.

-Ok... Et ensuite ?

-Il a tenté de broyer des grappes de raisins avec ses pieds, pour faciliter l'extraction.

-Oui...

-Et il s'est fait emporter !

-Emporté ?

-Carrément ! Il s'est fait emporter les jambes, les chevilles sont complément broyées, les pieds aussi, les tibias, enfin tout.

Le vin et ses jambes sont foutus !

***

-Allô, le Samu ?

-Le Samu, bonjour. Que se passe-t-il ?

-C'est mon frère ! Il s'est planté un couteau dans le ventre.

-De lui même ?

-Oui ! Oui !

-Est-il conscient ?

-Oui ! Oui !

On voit ses intestins sur la table, venez vite !

-J'envoie des secours tout de suite. Que s'est-il

passé ?

-Il y a eu un conflit de famille. Il n'a pas supporté...

***

17h

-Allô le Samu ?

-Le Samu, bonjour ! Qu'est ce qui vous arrive ?

-J'appelle pour mon fils et mon gendre.

-D'accord, que leur arrivent-ils ?

-Ils sont bloqués dans un puits

-Pardon...?!

-Ils sont tombés dans un puits

-...Et avez vous un contact avec eux ?

-Non ! Aucun contact !

-Bon... Et comment est ce puits ?
Y a-t-il encore de l'eau ? Est-il à sec ?

-Il est à sec.

-Bien... Avez-vous une idée de la profondeur ?

-Je dirais environ 15 mètres.

-Le puits est ouvert, on est d'accord ?

-Oui... oui...

-Très bien monsieur, je vous envoie tout de suite des secours, ne quittez pas.

Je mets l'appel en attente et j'envoie rapidement pompiers, grimpeurs et la police.

Je récupérais l'appel.

Je prévenais l'appelant que tous les secours étaient partis et que très vite, son fils et son gendre seraient pris en charge.

17h08
Un appel m'arrive.
-Le Samu, bonjour.
-Oui, le Samu, c'est les pompiers. On est sur l'intervention des personnes tombées dans un puits.
-Ah oui, c'est moi qui ai reçu l'appel.
-Très bien. J'ai préféré passer par téléphone pour faire un bilan directement au médecin. C'est assez fou cette histoire.
-Comment ça ?
-Il semblerait qu'il y ait une troisième personne dans le puits.
-Pardon ?
-Oui, c'est bizarre.
-Bon, je vais vous passer le médecin. Mais avant pouvez m'en dire plus sur l'état des victimes ?
-Bien sûr, les deux victimes recensées sont conscientes et respirent.
-Nickel ! Je vous transmets le médecin.

17h16
Les pompiers passaient leur bilan à la radio.
« Les grimpeurs sont descendus et ont remonté les victimes.
Sur les deux, l'une est inconsciente.
Troisième victime... Crsssh
Bilan coupé. »

17h25
Toujours pas de réponse

17h36
Les pompiers étaient arrivés aux urgences.
Mais où était passée la troisième victime ?

***

-Allô, le Samu ?
-Le Samu, bonjour.
-Bonjour. Je vous appelle pour mon fils de sept ans
-OK. Que s'est-il passé ?
-Il a chuté
-S'est-il fait mal ? A-t-il perdu connaissance ?
-Non, non. Pas de saignement, pas de perte de connaissance. Il n'a même pas pleuré.

-Alors que lui arrive-t-il ?

-C'est juste que je trouve qu'il a la peau dure

***

-Allô, le Samu ?

-Le Samu, bonjour.

-Bonjour. Je vous appelle pour moi.

-Que vous arrive-t-il ?

-Voyez j'ai récupéré une machine pour faire de la menuiserie.

-Je vois...

-Et en tentant de couper un bout de bois, je me suis coupé les doigts.

-D'accord. Ils sont coupés profond ?

-Plus que profond. Ils sont tous à côté.

-A côté ?

-Oui, sur ma main je n'ai plus qu'un pouce...

***

-Allô, le Samu ?

-Le Samu, bonjour.

-Vite ! Vite ! Venez un enfant vient de se faire rouler dessus !

-J'envoie des secours immédiatement !

Pouvez vous répondre à certaines de mes questions ? Ça peut nous faire gagner du temps !

-Bien sur !

-Quel âge à l'enfant ?

-Je dirais 8 ans...

-Est-il conscient ?

-Non

-Est-il blessé ?

-Oui, il a perdu une jambe

-Vous avez vu la scène ?

-Oui, un poids lourd, dans un virage sans visibilité. Ça fait des années qu'on dit au maire de faire quelque chose pour cette route. Attendez, je dois vous laisser.

-Attendez ! Qu'est-ce qu'il se passe ?

-Le conducteur tente de se suicider...

**

-Allô, le Samu ?

-Le Samu, bonjour. Pourquoi pleurez vous ?

-Mon enfant... Pour mon enfant...

-Que lui est-il arrivé ?

-Il s'est brûlé !

-Comment est-ce arrivé ?

-Il ne supportait plus de voir des disputes entre ses parents.

-Et pour arrêter ça il s'est brûlé... ? Avec quoi ?

-De l'acétone !

-De l'acétone ?

-Oui, il s'est aspergé d'acétone et a craqué une allumette.
On a juste réussi à arrêter les flammes avant de vous appeler.
Depuis on a arrêté de se disputer...

***

-Allô, le Samu ?

-Le Samu, bonjour. Vous appelez pour vous ?

-Oh non, pour mon fils de 8 ans !

-Que lui est-il arrivé ?

-Il a joué avec le harpon de son père

-Ah... Et il s'est blessé ?

-On peut dire ça !
Il a le harpon coincé dans le mollet...

***

-Allô, le Samu ?

-Le Samu, bonjour.

-C'est la tour de contrôle de l'aéroport.

-Ah... Et que nous vaut votre appel ?

-Dans l'avion n°264256, une passagère ne se sent pas bien.

-Comment ça pas bien ?

-Attendez je demande...

Crrsh... Tour de contrôle à pilote

Crrsh... Oui, vous pouvez me dire ce qu'a la passagère ?

Oui, oui, oui, oui...

Allô, le Samu ?

-Oui

-Alors, il semblerait que la passagère ait mal au cœur.

-Mal au cœur ?

-C'est ce que m'a dit le pilote.

-Vous pouvez savoir son âge ?

Et si elle a des antécédents cardiaques ?

-Oui, bien sûr !

Crrsh... Tour de contrôle à pilote

Crrsh... Oui, vous pouvez me communiquer son âge ? Oui, oui, oui.

Allô, le Samu ?

-Oui

-Elle aurait 62 ans

-OK et des problèmes cardiaques ?

-Ah, j'ai oublié. Attendez !

Crrsh... Tour de contrôle à pilote

Crrsh... Oui, a-t-elle des problèmes cardiaques ?
Oui, oui, oui.
Allô, le Samu ?
-Oui
-Alors il semblerait qu'elle ait bien des problèmes cardiaques. Le pilote ajoute qu'elle a de plus en plus mal, « ça la serre » qu'elle dit.
-OK, c'est sûrement un début d'infarctus. On va voir avec le médecin mais on va envoyer des secours à l'aéroport.
-Ça risque d'être compliqué
-Pourquoi ?
-L'avion est en vol...
-Ah bon ?
-On va le détourner et le faire atterrir, rassurer vous !

***

-Allô, le Samu ?
-Le Samu, bonjour.
-Police !
-Bonjour la police.
-Pour vous prévenir, un chauffard en poids lourd refuse de s'arrêter, roule à vive allure. On craint l'accident.

-D'accord je prends note.

Quelques minutes plus tard.
-Allô, le Samu ?
-Le Samu, bonjour.
-Toujours la police.
-Ah ! Alors comment se passe la traque ?
-De pire en pire ! Il ne s'arrête à aucune barrage ! Il fout un bordel pas possible ! On vous tient au courant.

Encore plus tard.
-Allô, le Samu ?
-Le Samu, bon...
-La police !
-Alors ?
-C'est la folie. Aucun barrage ne le retient. On a même tiré, rien n'y fait !

Toujours plus tard.
-Allô, le Samu ?
-Le Sam...
-POLICE !
-Dites moi
-Ça y est ! Enfin ! Il s'est arrêté ! C'est un vieux !
-Alors que s'est-il passé ?

-Il nous dit qu'il avait une livraison à effectuer et s'il s'était arrêté ça l'aurait retardé dans son boulot...

***

-Allô, le Samu ?
-Le Samu, bonjour. Vous appelez pour...?
-Pour mon employé !
-Que lui arrive-t-il ?
-Que lui est-il arrivé vous voulez dire !
-Pourquoi ?
-C'était un bon employé. Il travaillait vite, bien, efficace. Pour un restaurant chinois, c'est important.
-Oui, mais que lui est-il arrivé ?
-Il s'est planté un couteau dans le ventre en plein service !
-Quoi ?
-Il s'est hara-kiri
-Hara-kiri...?
-Il a respecté les traditions...

***

-Allô, le Samu ?

-Le Samu, bonjour. Pourquoi appelez-vous ?

-Bonjour... Je viens de rentrer de l'école.

-Quel âge as-tu ?

-12 ans...

-Et qu'est-ce qui t'arrive ?

-Plus personne ne réagit chez moi...

-Comment ça ?

-Ma mamie est par terre avec mon nounours dans la bouche...

-Quoi ?! Il y a quelqu'un d'autre ?

-Mon oncle...

-Et qu'est-ce qu'il fait ?

-Il est au sol, son cou est tranché. Il y a plein de sang qui coule.

-... Et tes parents où sont ils ?

-Mon père je ne le connais pas. Ma mère est là.

-Peux-tu me la passer ?

-Heu... non.

-Pourquoi ?

-Elle est par terre avec un couteau dans le ventre...

-Quoi ?!

-Je t'ai envoyé tous les secours. Ils vont arrivés. Mais que s'est-il passé ?

-Je ne sais pas... Maman m'avait demandé de rentrer de l'école plus tôt.

-Ah... Et pourquoi ?

-Aujourd'hui, c'est mon anniversaire ! J'ai 12 ans !
-Oh... Bon... Anniversaire...

***

-Allô, le Samu ?
-Le Samu, bonjour.
-Bonjour. Je suis gardien de parking et je ne savais pas qui appeler.
-D'accord. Qu'est-ce qu'il s'est passé ?
-Je crois qu'un conducteur est mort ?
-Vous croyez ou vous êtes sûr ?
-Je suis sûr ! Enfin je crois...
-Hum... Qu'est-ce qui vous fait dire ça ?
-J'ai remarqué que la voiture est restée là pendant plusieurs jours. Toute à l'heure, je vais voir, je frappe au carreau, aucune réponse. Pourtant il y a bien quelqu'un dedans, je vois une forme.
-Avez-vous essayé d'ouvrir la portière ?
-Non. Vous voulez que j'essaie de l'ouvrir ?
-S'il vous plaît
-Attendez...
-...
-Allô, le Samu ?
-Oui ?
-J'ai ouvert la portière

126

-Et...
-Elle était fermée
-Ah...
-Vous voulez que je casse la vitre ?
-Heu... Non... Je vous envoie les pompiers.
-Ah ! Tant mieux.

Plus tard.
-Allô, le Samu ?
-Le Samu...
-Les pompiers !
-Bonjour les pompiers.
-On est dans un parking...
-Ah oui, c'est moi qui vous ais demandé d'y aller.
-OK, on a ouvert la voiture
-Et...
-Le mec est mort !
-Ah ouais ?
-Mort congelé ! Raide !

***

-Allô, le Samu ?
-Le Samu, bonjour.
-J'aimerais un conseil !

-Dites moi et, en suivant, je vous mettrai en relation avec le médecin.
-D'accord. Mon fils a mangé de l'herbe, est-ce toxique ?
-De l'herbe ?
-De l'herbe du jardin !
-OK. En a-t-il mangé beaucoup ?
-Oh, je dirais 2-3 brins...

***

-Allô, le Samu ?
-Le Samu, bonjour.
-C'est HORRIBLE ! Aidez moi !
-Essayez de vous calmer de dites moi ce qui arrive
-Mon fils a bu au tuyau d'arrosage...

***

-Allô, le Samu ?
-Le Samu, bonjour.
-Si je mange un yaourt périmé, est-ce que je peux avoir mal au ventre ?
-Il est périmé depuis longtemps le yaourt ?
-Depuis aujourd'hui...

-Allô, le Samu ?
-Le Samu, bonjour.
-J'aimerais me plaindre.
-Ce n'est pas vraiment l'endroit. Y a-t-il une raison médicale en plus ?
-Oui, oui !
-Alors je vous écoute.
-Voyez, j'ai récupéré mon enfant avec un rhume après un week-end chez son père, mon ex-mari. Il l'avait emmené à la campagne. Il revient avec le nez qui coule, de la fièvre, un rhume quoi !
-D'accord...
-Il n'a jamais eu ça avec moi. C'est quand même la preuve que l'air de la ville est meilleur que celui de la campagne, non ?

***

-Allô, le Samu ?
-Le Samu, bonjour.
-Bonjour, j'ai un grave souci.
-Ah... Et que vous arrive-t-il ?
-Je n'arrive plus à joindre Dieu
-Dieu ?

-Oui, avant on avait de longues conversations au téléphone et depuis quelques jours plus rien
-D'accord...
-Je ne sais pas si c'est mon téléphone qui fait des siennes... Vous pensez que j'ai pu faire quelque chose de mal ?
-Heu...
-C'est sans doute pour ça que Dieu ne répond plus à mes appels...

***

-Allô, le Samu ?
-Le Samu, bonjour.
-Vous vous y connaissez en oiseaux ?
-Pas vraiment, plus en humains.
-Oh ! Alors voilà mon oiseau ne parle plus !
-Il ne parle plus...?
-Oui, oui. Plus rien, plus un mot. Il ne fait que chanter maintenant

***

-Allô, le Samu ?
-Le Samu, bonjour.
-Je vous appelle pour mon frère.

-Qu'est-ce qu'il lui arrive à votre frère ?

-Depuis quelques jours, il fait des choses bizarres

-Comme quoi ?

-Il mange les aliments avec leurs emballages

-Avec les emballages ?

-Oui ! Il dit que c'est moins fade comme ça !

-C'est un argument

-Sauf que ça dégénère

-Pourquoi ?

-Parfois il s'enfonce les aliments dans l'anus

-Dans l'anus ?

-Oui ! Il dit qu'il peut gagner du temps en digestion

-Ces arguments se tiennent. Ça fait longtemps qu'il agit de la sorte ?

-Plusieurs semaines

-D'accord

-Et là c'est pire que tout.

-Que fait-il ?

-Il s'enfonce les aliments dans l'anus et les mange ensuite

-...

-Il dit quitte à manger de la merde autant de se soit la sienne

***

-Allô, le Samu ?

-Le Samu, bonjour.

-C'est pour ma voisine

-OK et que s'est-il passé ?

-Elle a chuté. Elle est au sol depuis plusieurs jours.

-Est-elle blessée ?

-Oui

-Un col du fémur ? Quelque chose de cassé ?

-Pas vraiment...

-Alors quoi ?

-Voyez, elle vit avec plein d'animaux. Des chats, des chiens. Comme elle a chuté, elle n'a pas pu les nourrir...

-Je vois

-...Et ils ont commencé à combler leurs faims sur elle

-Sur elle ?

-Oui ! Je suis arrivé, ils avaient commencé à lui manger le pied

-Manger le pied ?

-C'est dégueulasse ! Dire que se sont les meilleurs amis de l'Homme...

***

-Allô, le Samu ?

-Le Samu, bonjour.

Après avoir pris les informations classiques, nom, prénom, âge, adresse, etc...

J'en arrivais à demander :

-Combien pesez vous ?

-En termes de poids vous voulez dire ?

***

6

Venant à peine de raccrocher, j'apercevais une foule de nouvelles têtes débarquer dans la salle.

Des femmes, que des femmes.

Voilà comment était composée l'équipe de nuit.

Ah, voilà un homme.

Si l'équipe de nuit faisait son entrée, ça ne pouvait qu'annoncer une chose. Je vérifiais sur ma montre, 20h45. Oui !

Ça annonçait bien la débauche.

A 21 heures, je serai à l'air libre.

21 heures...

Ça faisait déjà douze heures que j'étais assis ici.

21 heures, la fin de journée.

Je croyais avoir vu le jour se coucher, mais l'éclairage avait allumé mes doutes.

Vivant sous le feux des néons, sous la lumière artificielle pendant une demi-journée, le doute naissait sur le passage entre chiens et loups.

La pièce n'était éclairée que par onze fenêtres pour tenter d'ensoleiller ce lieu.

Ce qu'on nommait fenêtres se résumait à de fines balafres taillées sur un mur.

Bon choix pour priver ses salariés de lumière naturelle.

Bon choix pour légitimer le budget EDF de l'administration.

Ce qui était sûr, c'est qu'il faisait nuit, les jambes étaient engourdies, les yeux rougis, les doigts raidis, l'esprit alourdi.

Il était temps de se déconnecter.

Un lot de transmissions à dicter, le relais allait être passé.

Les « trans' » étaient « lapidaires » :

« Jette un œil sur cette affaire. »

« Cette ambulance doit aller là, mais vérifie le bilan, ça peut être chaud ! »

« Je n'ai rien à te dire, à part bonne nuit ! »

La fin de journée était attendue, par beaucoup, comme une délivrance.

Pendant de grosses journées, il nous arrivait de brasser plus de mille appels en douze heures, c'est énorme !

Souvent les appels arrivaient par vagues et comme toutes vagues, ils nous immergeaient.

Après avoir manqué la tasse, après avoir repris son souffle, haletant comme quelqu'un en crise d'angoisse, comme celui cherchant cette bouffée d'air qui lui fera sentir vivant, on pouvait remballer et s'en aller.

Le visage était pâle, le regard était vide, les yeux étaient cernés, la fatigue était pesante, la marche devenait difficile, le cœur était lourd, l'esprit était ailleurs.

D'une voix d'outre-tombe, souvent assortie d'un revers de la main, il ne nous restait plus qu'a balancer un « Au revoir, à demain. »

Je mettais mes écouteurs sur mes oreilles, histoire de traverser cet hôpital en musique. Histoire de tenter de récupérer un peu de gaieté le temps d'arriver aux transports en commun.

Le mode aléatoire de mon MP3 me permit de finir cette journée sur Barbara « A mourir pour Mourir », hasard ?

Je m'en retourne chez moi, mort de fatigue, pensant déjà à la journée du lendemain.

Et tout pourrait recommencer.

Ce que l'on nomme communément : Le cycle de la Vie.

Epilogue

Au soir de mon expérience, au bout de 5 années passées au Samu, soit 1886 jours de ma vie, j'ai travaillé 22 632 heures en régulation.

Durant ce temps, j'ai entendu des milliers de personnes appelant pour tout et n'importe quoi. Pour des urgences ou pour passer le temps. Pour trouver une compagnie ou se plaindre. Pour faire des blagues ou nous menacer.

J'ai eu l'occasion de me rendre en intervention, accompagné bien évidemment d'un ambulancier, d'une infirmière et d'un médecin. J'ai pu me retrouver confronté à la mort, yeux dans les yeux. A la vie, toujours par le regard. A des pleurs, des soulagements, des états de tension, de stress, de désespoir.

J'ai vécu de grands moments entre les murs de cette froide bâtisse.

Malgré les défauts humains propres à chacun, j'ai fait des rencontres remarquables. Des gens sympathiques, dévoués, engagés dans leur métier comme si leur propre vie en dépendait.

J'ai quitté le Samu, après dix-huit CDD, des promesses de CDI toujours vaines et non tenues.
Ne sachant jamais si j'étais reconduit. J'apprenais le jour même en allant au service du recrutement qui renouvelait mon contrat et j'avais la surprise de découvrir un énième CDD de 1, 3 ou 6 mois. Toujours de façon aléatoire.
Et comme je n'ai jamais été très chanceux à la loterie, je n'ai pas gagné...
Je n'ai jamais eu la reconnaissance que je demandais. Sur ma fiche de poste il était mentionné que j'étais ASH, Agent de Service Hospitalier.
Soit agent d'entretien, mais je n'ai jamais fait le ménage en dix-huit contrats.
Après avoir été bien pressé, tel un citron, j'ai préféré partir tant que j'avais encore un peu de jus, évitant ainsi de me faire « jeter. »

Aujourd'hui, il m'arrive de revoir certaines personnes, de retourner à l'hôpital, d'appeler le 15 pour moi ou autrui, de repenser à ces années.

On m'avait donné l'information qu'entre 1988, où en moyenne il entrait près de 8 millions de personnes aux urgences et 2018, l'on était passé à près de 21 millions. Autant dire qu'en trente ans, les appels à destination du Samu avaient plus que triplé.

Sans forcément voir une recrudescence de nouveaux personnels.

Les régulations se transformaient petit à petit en une espèce de *Call Center*.

De plus en plus d'appels, de passages, de demandes. De moins en moins de moyens.

Les risques pouvaient s'accentuer. Donnant lieu à des erreurs d'orientation, de prise en charge.

Chaque appel se devait d'être pris avec la plus grande vigilance, la plus grande concentration.

La difficulté était d'arriver à « jongler » entre « appels sérieux » et « appels non sérieux ».

Et faire un tri « objectif ».

L'ARM trie selon la gravité et le pronostic vital des patients.

Parfois le tri devient un choix cornélien. Dépendant de nombreux paramètres, il est le plus souvent intuitif.

Comment être objectif par téléphone ?

Durant les périodes de fêtes, de ponts et de jours fériés. Chacun trouve de quoi s'occuper, de motifs à fêter, etc...

Mais au Samu, ce sont des moments de grande tensions.

En effet, la plupart des cabinets médicaux sont fermés, augmentant forcément le nombre d'appels, de demandes à traiter.

Habituellement, un ARM prend environ six appels dans l'heure, dans ces moments de fêtes il est confronté à plus de vingt appels et doit garder à l'esprit, que le compteur tourne et qu'il doit respecter le temps imparti...

Il existait -et existe toujours- une certaine pression, ne jamais savoir quel sera le motif d'appel. Une paille dans le nez ou un motard coupé en deux ?

Un stress, souvent présent, souvent pressant.

Entre le stress des appelants, celui auto-infligé, des lieux incertains, des événements bestiaux,...

Un ascenseur émotionnel quotidien.

Ce n'est qu'avec le temps, les missions, les appels que l'on apprends à mieux « se gérer. »

Apprendre à gérer une situation, qui plus est, à distance, n'est pas chose facile.

Le plus souvent l'émotion prend le pas sur la raison.

Certains, de jour comme de nuit, faisaient ce travail depuis tellement longtemps que l'empathie n'y était plus.

Le corps et le cœur s'étaient habitués.

Le corps se raidissait, le cœur se fermait.

Le corps ne sentait plus les douleurs, le cœur ne ressentait plus la Douleur.

Une sorte d'habitude, de routine, de travail à la chaine s'était mise en place au fur et à mesure du temps. La perte d'un équilibre pour le simple contentement de se retrouver aux fêtes de bureau. Ceux qui ne supportaient plus ce mal-être constant, cette proximité avec la mort, les conditions de travail laborieuses et l'ambiance délétère se trouvaient systématiquement en arrêt maladie.

Le travail c'est la santé parait-il.

Je me rappelle de ce médecin traitant un appel pour un ACR, un arrêt cardiaque et respiratoire. Gérant, comme il fallait, le massage. Les secours furent envoyés à temps, etc...

Mais découvrant par la suite que c'était son frère. Que dans le flux d'appels, la rigueur de travail, le médecin n'avait pas tiqué sur le lien de parenté. Une découverte qui peut en dire long. Le médecin fut dévasté, ayant remis en question beaucoup de points de sa vie professionnelle. A force de travailler à sauver des vies, c'est l'empathie qui meurt, le cœur qui tend à se refroidir. L'essence vitale qui fuit.

Les horaires ne sont pas que contraignants pour les ARM, les médecins enchaînent furieusement les gardes, parfois jusqu'à vingt-quatre heures. Suite à cela, ils se hâtent de rentrer chez eux, en voiture, en moto, tout en prudence, tout en sûreté, ils préféraient conduire sans dormir et privilégier leurs lits à ceux de l'hôpital. Les jeunes bleus en blouses blanches, les petits nouveaux se retrouvent souvent à faire des gardes aux horaires aléatoires. Au point, qu'un jeune couple de médecin, fraîchement diplômés, se retrouve à s'entrevoir entre deux gardes. La maison, initialement lieu de refuge, n'est plus qu'un lieu privatisé, individualiste et provisoire.

Dure façon de faire grandir son couple, de l'entretenir ou d'envisager quelques perspectives.

Certains fuient en cliniques privées ou en hôpitaux « plus petits » dit de périphérie.

Les mauvaises langues prétendent que c'est pour

le revenu.

Nous travaillions en douze heures, soit en 2/3, deux jours de travail, trois de repos.

C'était durant ces trois jours précieux, qu'il fallait récupérer, grasses mat' et siestes pouvant s'enchaîner.

C'était durant ces trois jours qu'il fallait tenter d'avoir une vie personnelle parfois interrompue par un appel :

« J'ai un arrêt maladie « inopiné ». Pouvez revenir travailler ? annonce fraîchement le cadre.

-Heu...

-Vous comprenez, il faut bien combler les trous... »

Je comprenais qu'il fallait surtout éviter le recrutement, éviter les remplacements ponctuels. Toujours sous le motif de l'économie. Il était, sans doute, plus « prudent », économiquement parlant, de rappeler un agent sur ses jours de repos.

Si même pendant ses jours de repos, il fallait revenir « bosser », alors quand se reposer ?

Dire que certains avaient jusqu'à quarante-cinq minutes à plus d'une heure de trajet pour se rendre au Samu. Et encore si les bouchons ne les avaient pas bloqués.

C'était souvent, extrêmement souvent, que l'on se faisait rappeler sur nos jours de repos. Une proposition de faire douze, six ou deux heures. Prestation théoriquement payée en heures sup'.
Finalement, il faudra les poser comme jours de congés, jours à rattraper. Et quand on pose une journée, soit c'est refusé pour manque d'effectif, soit on est rappelé pour revenir en poste.
Le serpent du caducée finit par se mordre la queue.

A force d'être rappelé, à force d'accepter, la fatigue s'accumule, la patience se perd, l'équilibre nerveux se détériore, la compassion s'envole et la disponibilité aux malades se remet grandement en question.
Pour certains, certaines le moment le plus éprouvant était quand le café était raté.
A chacun sa croix...

Vu les conditions de travail, les arrêts se produisaient de plus en plus. L'arrêt maladie pouvait être considéré comme une forme de désaccord... ou plus une délivrance, un détachement l'espace d'un instant, de quelques jours.
Tout le monde se sentait de plus en plus usé. Le

sens du travail effectué devenait très discutable.

Le temps passe, les années aussi. Les conditions de travail s'émiettent et l'on se soumet Il n'existe pas de protestations, à proprement parlé. Elles existent mais sont silencieuses.
Il n'y a pas ou peu de refus et encore moins de révolte.
Parfois un soupir, un coup de gueule de quelques secondes et plus rien. Le lendemain tout le monde est là, en poste, bien assis, pour « le bien » des patients.
L'esprit de contestation se cantonne à un « c'est dommage », « c'est abusé », « il faut faire quelque chose » et rien ne se fait, rien ne se produit. Parfois une grève est lancée. Mais elle se fait en poste, le seul détail c'est qu'on ne percevra aucune rémunération.
Travailler sans paye, le rêve du Capital.

Dans cet univers hospitalier, j'avais découvert que le directeur n'était qu'un gestionnaire.
Obéissant aux ordres venant de l'ARS, du Préfet, du Ministère.
Les économies se font sur le dos des patients, des soignants, du personnel administratif, des

techniciens, des agents d'entretien, de la cantine, de la blanchisserie, etc...
Tout le monde en pâtit.

Directeur et DRH étaient des managers et cela s'étendait jusqu'à certaines couches plus médical.
Les cadres de santé sont d'anciens infirmiers. Des infirmiers qui ont voulu se spécialiser en management après avoir vécu le « médical. »
Pour cela, une école : l'école des cadres.
A la sortie, diplôme en poche, l'infirmier devient cadre de santé.
Est-ce ce goût amère du terrain qui l'a poussé à s'en détacher ?
Préfère-t-il la gestion, la coordination d'équipe, l'envie d'avoir plus de pouvoir qu'à la maison ou tout simplement de répondre à cette irrésistible envie de faire des plannings à coup de *stabilo* multicolores ?
Peu importe les réponses, les cadres de santé sont devenus une sorte d'« infirmier-manager », dont la tâche principale se résumait à la productivité au détriment, parfois, du bien-être.
Comme tout « bon » manager, ils ont des objectifs à respecter, à remplir, s'ils ne trouvent pas

de sens à ce qu'ils font, tant pis, ils se rattraperont sur une prime ou un éventuel avancement. S'ils sont inefficaces, s'ils ne remplissent pas les chiffres attendu, s'ils échouent dans les objectifs à rendre, une seule solution : La porte !

Cela en motive beaucoup à faire respecter les ordres venant d'en haut pour se voir récompensés par un avancement.
Toujours en état de stress, vivant avec comme épée de Damoclès, le licenciement.
Enfin... Pas tout à fait.
Les titulaires de la fonction publique hospitalière ne peuvent prendre la porte aussi facilement qu'à Lidl, Orange ou tout autre entreprise privée.
Ils se retrouvent dans un autre service, un autre établissement.
Une sorte de mise au placard sans vraiment être sur la touche.
Certains médecins, infirmiers, ARM donnaient l'impression d'aimer leur métier.
Il s'agissait de plus qu'un métier, c'était une vocation.
Je dis certains car tous ne s'exprimaient pas de la même façon.
« L'Humain d'abord ! La Vie avant tout ! »

Pouvoir apporter une aide est gratifiant, vivifiant, surtout quand il s'agit de sauver une vie...
Mais quand l'inverse se produit, comment fonctionne l'esprit, le cœur ?
On déverse sa bile ou on la contient ?
On fait en sorte de ne plus y penser, mais y arrive-t-on ?
Les nuits se font plus agitées. On aurait du faire de telle façon ou d'une autre.
Et on n'y pense plus. Vraiment ?
Finalement, on continue à amasser son lot de frustrations et de ressentiments.

Les conditions délétères de travail font que l'Humain se transformait, petit à petit, en chiffre, en affaire traitée, en statistique, en dossier, en archive.
La Vie n'y est plus.
Le seul contact avec la réalité, avec la vie, devient une interstice à travers une meurtrière et une voix, parfois suppliante, au téléphone.
Médecins, infirmiers, ambulanciers, ARMs, etc... étaient -sont encore plus aujourd'hui- fatigués, épuisés.
Il est difficile de vivre un quotidien toujours entre la vie et la mort. Surtout quand ce quotidien se

retrouve soumis à des coupes budgétaires, des réformes administratives, de la paperasse à n'en plus finir.

L'Humain devient un dossier, la Vie se traite à la chaîne. Tout ça change les gens, change un service, change un idéal. Beaucoup sont en arrêt maladie qu'ils prolongent jusqu'au bout, au maximum.

D'autres, médecins notamment, changent de service, fuient avant qu'il ne soit trop tard.

Parfois, il est trop tard, le médecin ou tout personnel soignant, se retrouve en dépression, en *burn-out*.

Entre généralistes et urgentistes, il y a ceux qui seraient là pour un salaire intéressant, un statut privilégié et les autres pour une étrange passion de rendre la vie à des inconnus au détriment de la leurs.

Les nerfs, la vie sociale, les relations sentimentales, le cœur sont mis de côté, ignorés.

Des médecins en *burn-out*, aux jeunes couples ne vivant plus qu'entre les murs de l'hôpital.

Comment garder son optimisme, sa bienveillance quand beaucoup d'appelants, de patients appellent pour nous injurier, nous hurler leur

mépris ou simplement leur désespoir ?
Découvrir que beaucoup de personnes manquent de civisme, en effet certains peuvent exiger les pompiers pour une entorse ou un ongle incarné. Le tout sous la menace d'une plainte assorti d'une violence verbale inouïe.

Comme dans la plupart des services hospitaliers, il existe un sous-effectif au Samu.
Si dix Arm peuvent être présents en régulation, s'il n'y a qu'un médecin pour chapeauter le tout, le problème reste irrésolu. Le médecin ne pourra pas traiter correctement les dix appels, les dix demandes de secours.
Les urgences -et les autres services- étaient -et sont toujours- « à bout de souffle ».
Des conditions de travail de plus en plus extrême.

Comment remédier à tout cela ?
Certains préconisent un recrutement massif de personnel, une sérieuse remise en question de l'organisation, une tentative de rendre le système plus efficace.

La plupart -tous en fait- des CHU, Centres hospitaliers universitaires se retrouvent affublés d'une nouvelle direction, ainsi qu'un nouveau système de ressources humaines. De jeunes ou moins jeunes, managers n'ayant aucune connaissance, aucun lien, avec le monde de la santé. Autrefois c'était un médecin qui était chargé de gérer un hôpital. Il avait travaillé toute sa vie dans un service quelconque et finissait directeur. Ce n'est plus vraiment le cas. Le management a pris les rênes des hôpitaux à la demande de l'État, souvent en dépit de l'humain.

Pourquoi ?
Pour faire des économies, du profit, de la productivité et autres termes barbares, notions incongrues dans un monde où l'Humain, le social, la santé, la Vie doivent être les principaux facteurs.

Comment se développe l'organisation actuelle ?
En gérant un hôpital comme une entreprise.
On supprime des postes, on « embauche » mais avec des contrats précaires, on supprime des budgets, on mutualise (on fusionne) des services.
Forcement le nombre de patients s'accroît, pas celui des soignants.
Il n'y a plus aucun projet médical. On se réjouit

de faire des économies.

Toujours au détriment des soignés et des soignants.

Tous le reconnaissent, il y a un manque de moyen au Samu, à l'hôpital.

Ça fait plusieurs années que la qualité de prise en charge s'est fortement dégradée.

Le Samu, la régulation est gérée, organisée, par des êtres humains. Certains oublient qu'un médecin n'est pas un Dieu, certains pourtant continuent à le croire...

Immanqublement se créent des dysfonctionnement, administratifs, personnels, médicaux,...

Il est plus aisé de reconnaitre et de s'arrêter aux fautes, aux faiblesses que d'admettre les forces et le fait qu'il existe des réussites.

Comment travailler dans de bonnes conditions quand on reçoit des vagues de plaintes, de menaces, d'insultes ?

Pendant que l'Etat mesure au plus juste les financements, impose des réorganisations conduisant à des économies de gestion et même de fonctionnement et d'action, transforme une organisation sociale à vocation humaine en entreprise soumise à « l'Economie », tenue à se révéler rentable. Il n'exige pas, certes, de faire des bénéfices mais l'idée en sous-jacente. La Santé devient une raison sociale, soumise à la comptabilité analytique.

Comment garder son esprit lucide, son corps en forme quand on enchaîne des gardes de 12 heures, de 24 heures, qu'on doit revenir sur nos jours de repos ?

Aucune personne, normalement constituée, médecin ou pas, ne peut tenir, subir, ce rythme de travail. Plus la fatigue, physique ou cérébrale, se fait sentir, plus on augmente le risque d'erreurs, de nerfs qui lâchent, ...

Pourtant il nous faut ce service.

Une question de vie ou de mort.

Un besoin vital.

Mais à quelles conditions ?

Dans quelles conditions ?

Au détriment des soignants, des soignés, de la Vie.

Finalement au Samu, qui est le plus vivant ?

Le soigné, ressentant une vive douleur, recherchant conseils ou aides pour vivre ou survivre.

Le soignant, portant le « fardeau de la mort », le poids du stress, des contraintes accumulées, etc... le transformant à petit feu dans un état proche de l'appelant.

En sortant de là, l'on se trouvait parfois plus mal en point qu'en y rentrant, dans un état de santé qui n'était pas toujours au mieux.

Malgré tout cela, depuis sa création, le Samu a connu plus de réussites que d'échecs.

Beaucoup de gens sont sauvés chaque jour et c'est là l'essentiel !

Mais on n'en parle peu...

A toutes les régulations, les Samu, les Urgences, les personnels soignants, les gens en attente d'être soignés ou venant de l'être...

Vous pouvez contacter l'auteur à l'adresse suivante :
fleury.jeanbaptiste0@gmail.com

Printed in Great Britain
by Amazon